腰痛はショーッで解消できる!

骨盤を立てれば、痛みの原因がスーッとなくなる

小林篤史

みらいパブリッシング

はじめに

「出産してから慢性的な腰痛に悩まされてつらい」
「最初は腰痛だけだったのに、他のところまでどんどん不調になる」
「原因不明の不調に病院や接骨院をいくつも回ったけど、一向に治らない」

もしもあなたが体についてこのような悩みをお持ちだったら、もう少し本書を読み進めてみてください。

その症状を緩和・改善させる方法が書かれてあります。

こんにちは。日本初の猫背矯正専門治療院V-Styleの院長、小林篤史と申します。本書を手に取ってくださり、ありがとうございます。

私はねこ背矯正の専門家として、老若男女を問わず、これまでに2万人以上の人たちのねこ背を治療してきました。ねこ背の本に加えて、脊柱管狭窄症の本も執筆しています。そんな、人の体の専門家である私が断言します。


あなたの腰痛は、なくせます！


「専門家と言っても〝ねこ背の〟でしょ？ 腰痛は専門外なんじゃないの？」

もしかしたら、そう思われたかもしれません。だとしたら、最初にその誤解を解いておきます。

ねこ背と腰痛の原因は同じです。

詳しくは本編でお伝えしていきますが、キーワードは「骨盤」です。骨盤を矯正することで症状の様々な原因を取り除き、改善・緩和できるのです。

「骨盤矯正」や「骨盤のゆがみを整える」といったワードは、今や一般的になりました。骨盤のゆがみが体の不調の原因であり、それを整えることで不調は取り除けるのは事実です。

しかし、一度整えてしまえば骨盤は二度とゆがまないかと言うと、そうではありません。むしろ骨盤は生活習慣（私たちの体の使い方、癖など）でいとも簡単にゆがんでしまうのです。

そして一度ゆがんでしまったら、再び矯正して整えない限りゆがみは残ります。当然ながら、緩和されていた症状が再発することになります。

その症状を放置しておくと、例えば腰痛だけだったものが膝の痛みに転化したり、ねこ背による肩こりや頭痛、目の疲れ、胃痛、下半身のむくみや冷え性、便秘、尿漏れ、様々な不定愁訴などにも発展していってしまう危険性が高まります。

このような状況を何とかしたくて、ペンを執りました。

本書では、腰痛についての原因とともに、骨盤を正しく整えられるようになる「骨盤ストレッチ」や体をゆがませないための「体の使い方」をお伝えしています。

また「なぜ骨盤がゆがむのか」「整えるにもどのように整えるのか」についても、お伝えしています。これらのことがわかっていなければ、正しく治療することはできません。もちろん、症状を緩和させることも難しいでしょう。

さらに、私のような専門家なら別ですが、読者であるあなたにとって最も大事なのは、**「整えた骨盤をどうすればゆがませないようにできるのか」**ではないでしょうか。

そこで重要になってくるのが**「下着」**です。正しく骨盤を矯正できる下着をつけていれば、日常生活で骨盤をゆがませることはかなり防ぐことができるはずです。

私の院を訪れる患者さんを含め、多くの人がこのシンプルな事実を知りません。知らないだけならまだしも間違った知識や矯正用具をつけてしまい、なる必要のない腰痛になっている人があとを絶たない状況です。

ですから本書では、もしかしたらあなたが着けてしまっているかもしれない間違った下着と、正しい下着の選び方についてもお伝えしています。

冒頭で記述したお悩みを抱えている人に加えて、様々な体の不調を抱えている人の苦しみに、本書は応えられると自負しています。

正しい下着を着けて骨盤が正しく整えば、腰痛が消えるのはもちろん、あなたを苦しめているその他の体の不調はみるみる改善します。体が元気になれば気持ちも明るく前向きになり、人生がより豊かなものになるでしょう。

本書があなたの健康回復や人生好転につながれば、これに勝る喜びはありません。

さぁ、今すぐ始めましょう！

腰痛研究家・猫背矯正専門治療院 V-Style 院長
小林篤史

腰痛はショーツで解消できる！

骨盤を立てれば、痛みの原因がスーッとなくなる　目次

第3章

あなたの腰痛を引き起こすメカニズムを知ろう！……75

第4章 今日からあなたの健康をサポートする 骨盤ストレッチ！

第5章

習慣ひとつで日常生活から骨盤のゆがみはなくせる！……133

写真撮影／ホンゴユウジ　榎本晃夫
モデル／Yumi　加藤梨奈
イラスト／ハシモトジュンコ

第1章

あなたの体の不調は、実は「下着」が引き起こしていた！

間違った下着の着用が体の不調を引き起こす！

突然ですが、質問です。

あなたは下着を履きますか？

「いきなり何を失礼な！」と驚かれたかもしれません。

ですが純粋に答えるだけを集めるなら、ほぼ１００パーセントの人たちが「ＹＥＳ」と答えたのではないでしょうか。


では失礼ついでに、もうひとつ質問です。

あなたは普段、どんな下着を履いていますか？

セクシー系、ヒップアップ系、ワンサイズ小さめのもの、体に気を使って骨盤矯正系のもの……この世には様々な種類の下着があって、今も増え続けています。

ただ残念ながら、ほとんどの下着を私はおすすめしていません。

なぜなら間違った下着を選び、履いてしまうことは、あなたの体調不良を引き起こす可能性があるからです。


具体的に体調不良と言うのは、腰痛、肩こり、膝の痛み、ねこ背、下半身のむくみ、冷え性、便秘、尿漏れなどを指します。

なかには、女性特有の違和感や悩みといった体調不良も、実は下着の選び方によって引き起こされているのです。

しかも、これだけ多種多様な下着が世の中にあふれている状態では、恐らくほとんどの女性が間違った下着選びによって体調不良を引き起こしている可能性が高いのです。

本書ではそこを紐解き、正しい下着の選び方や、体調を改善するためのストレッチ（エクササイズ）、そして普段からの生活習慣のシンプルで簡単な改善方法をお伝えしていきます。

骨盤矯正ショーツの9割は間違っている！

日本人の３大「体の不調」といえば、腰痛、肩こり、膝の痛みです。

特に腰痛と肩こりは、常に1位と2位を争っている永遠のツートップ。潜在的な数を含めると、全国民のほとんどすべての人が予備軍と言っても過言ではありません。

しかも原因は様々で、日常生活の姿勢や座り方、体の使い方はもちろんのこと、パソコンやスマホなどの新しいツールの登場など、きっかけはどんどん増え続けています。

ですから、ひとくちに**「腰痛の原因」**といっても、何が原因となって症状が出ているかを特定するのは簡単ではありません。

とはいえ、原因が特定しづらいからといって、治せないわけではありません。日常生活から気をつけていくこともできます。

本書では主に腰痛をメインにお伝えしていきますが、腰痛を改善したければ簡単です。

骨盤を矯正すればいいのです。骨盤を矯正することで、腰痛の原因となっている様々な理由を取り除け、症状を改善・緩和できます。

「だったら私は大丈夫。骨盤矯正ショーツをつけているから」

こんな声が聞こえてきそうです。

でも、残念なお知らせがあります。おそらく、**あなたの履いている骨盤矯正ショーツは骨盤を矯正するどころか、逆に骨盤をゆがませ、それが引き金となって腰痛を引き起こしているかもしれないのです。**

もっと言うなら、もしもあなたがその骨盤矯正ショーツを最初から選ばなかったら、今の腰痛にはなっていなかった可能性が高いのです。

試しに、ネットの通販サイトのホームページを開いて「骨盤矯正ショーツ」と検索してみてください。おそらく、１００を超える数の骨盤矯正ショーツが出てくると思います。

このうち**95パーセントは、正しい骨盤矯正とは真逆なことをしています。**

しかも、それらのほとんどが2000~5000円、高いものでは1万円近くするようなものもあるでしょう。

さらに、洗い替え用に購入となると多額のお金を使って、さらに腰痛まで招いていることになるのです。

なぜ、骨盤矯正ショーツを履こうとするのか？

骨盤矯正ショーツそのものが間違った存在だと言いたいのではありません。

骨盤矯正は体を整えるためには必要な技術です。骨盤が整うことで全身が整い、正しく体を使う準備ができ上ります。そして、それはショーツでも可能です。

また、骨盤矯正ショーツを履こうと考える人たちがどんな悩みを抱えているかも知っています。私の院に来てくださる患者さんからも、そのような声をたくさんいただけるからです。

大体は出産直後、もしくは産後から少し時間の経っている女性が多いです。年齢層は30代からで、一番多いのが40～50代です。逆に20代の人たちは、あまり多くありません。

彼女たちが骨盤矯正ショーツを履く理由として挙げるのは、

・出産後の骨盤のゆがみや広がりを締めたい
・骨盤を締めて安定させたい
・お尻を引き締めたい
・スタイルを良くしたい
・ダイエットしたい

といった声が多いです。

私の院の女性スタッフたちからも、美容のためやヒップアップでシルエットを綺麗に見せるために骨盤矯正ショーツにニーズが集まっている、という声を聞きます。

また、こうしたニーズを叶えるために、下着メーカーは日夜がんばって、より良い骨盤矯正ショーツを開発しています。

「桃尻」という言葉があるように、やはりお尻のラインが綺麗な女性は魅力的ですし、憧れだと思います。

出産前は自慢だったお尻が出産を経て大きくなってしまったり、加齢とともにたるんでくると、「女としての魅力」まで下がったような気になるかもしれません。

ですが、そのために正しいショーツを履くならまだしも、間違ったショーツを履いてしまって、本当なら出る必要のなかった不調まで引き起こしてしまうのは、人の体を診るプロである私としては、とても悲しいことに感じられるのです。

正しい骨盤矯正ショーツ・間違った骨盤矯正ショーツ

では具体的に、ネット通販などで見かける骨盤矯正ショーツの何がいけないのか。

先程、**「95パーセントの骨盤矯正ショーツが、正しい骨盤矯正とは真逆なことをしている」**とお伝えしました。

もう一度、今度は商品情報が載っているページの画像を見ていただきたいのですが、注目すべきは画像に描かれている〝矢印の方向〟です。

ほとんどすべての画像で、矢印が肛門から前方に向かっていると思います。もしくはヒップアップ系の場合は、矢印が上に向かって進んでいるはずです。

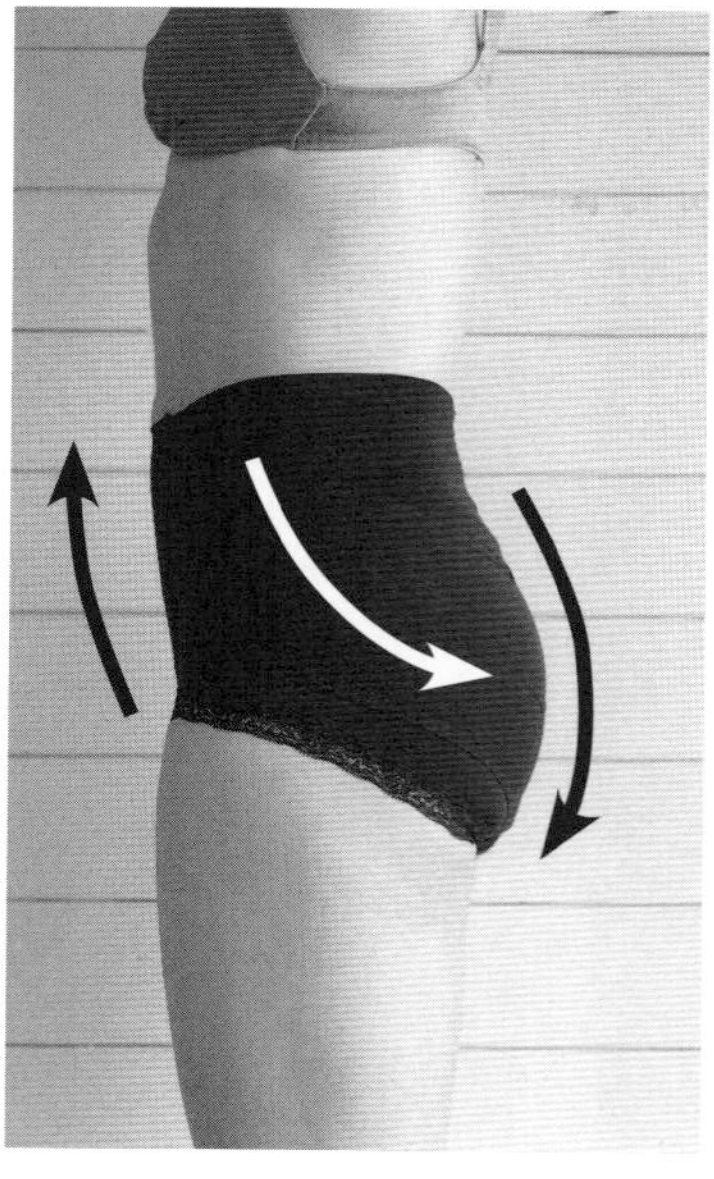

著者が開発した骨盤矯正ショーツ。
骨盤を膣や肛門の方向に引き締めている。

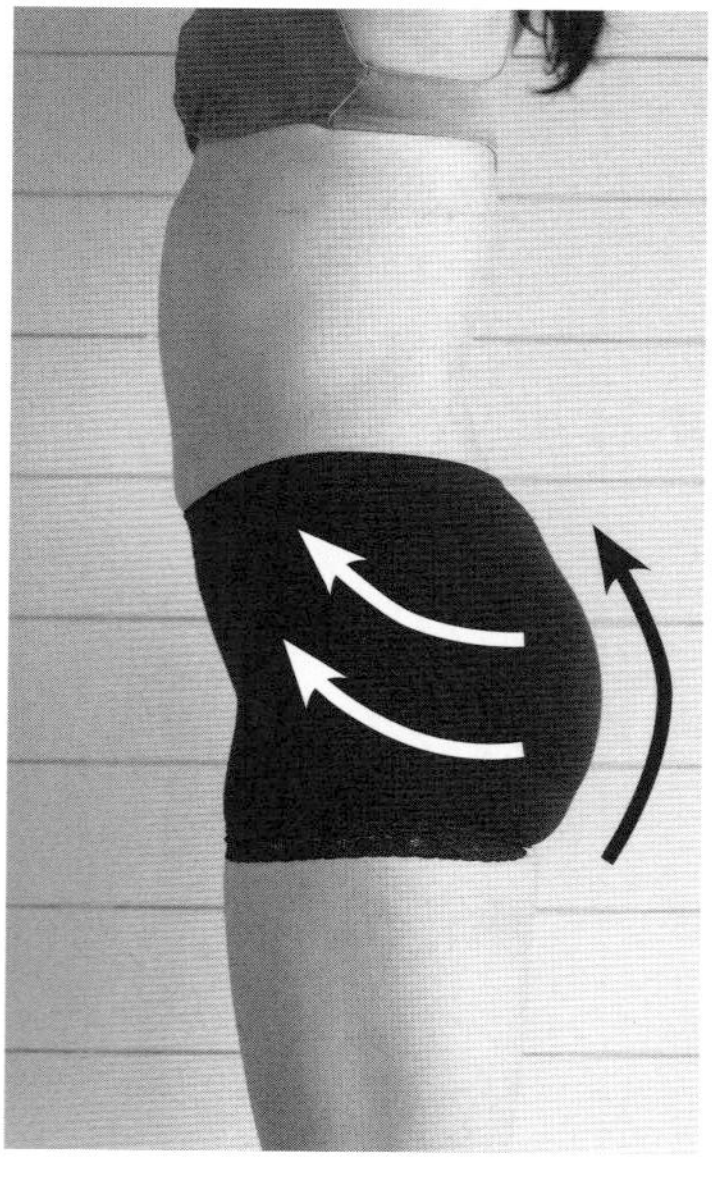

ネット通販などで見かける骨盤矯正ショーツ。
矢印は肛門から前方、上方へ向かっている。

これが、大きな間違いなのです！


少し専門的な話をします。

ひとくちに「骨盤」といっても、そういう名前の骨があるわけではありません。

骨盤は、複数の骨から構成されています。具体的には仙骨、尾骨、左右の寛骨（腸骨、坐骨、恥骨の総称）――その全体をまとめて「骨盤」と呼びます。

骨盤は身体の中心に位置し、大切な役割を果たしています。上半身と下半身のバランスを取ったり、内臓や生殖器を守ったりしています。

しかも体の中心にあるので、骨盤には非常に多くの筋肉がついており、それらの筋肉がバランスを保つことで、骨盤を正しい位置にキープしているのです。

骨盤は、真下から見ると「ひし形」になっています。縦にまっすぐ尿道・膣・肛門が並んでいて、周囲を複数の筋肉が覆っています。


正しい骨盤矯正では、この骨盤を膣や肛門の方向へと引き締めます。

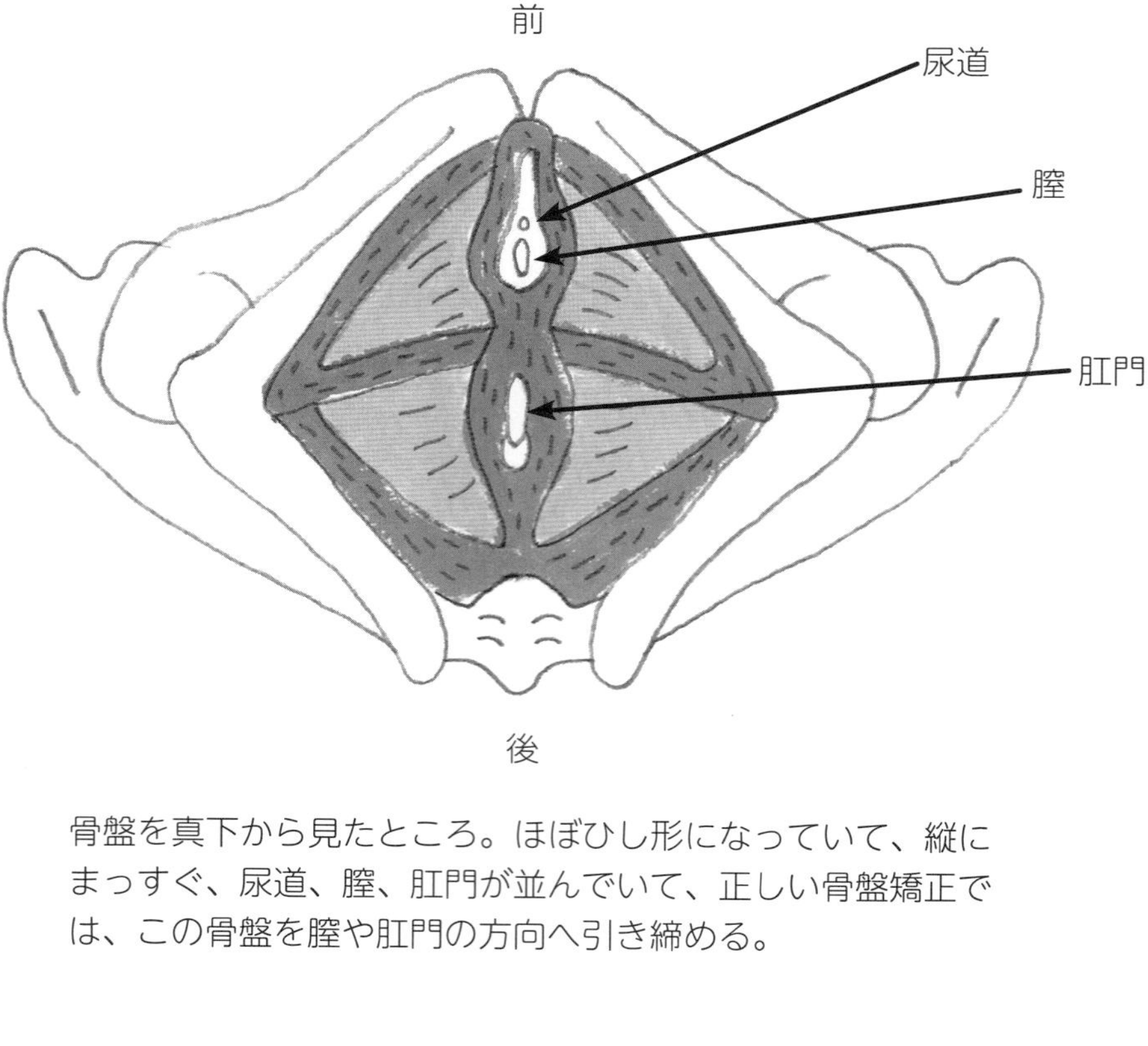

骨盤を真下から見たところ。ほぼひし形になっていて、縦にまっすぐ、尿道、膣、肛門が並んでいて、正しい骨盤矯正では、この骨盤を膣や肛門の方向へ引き締める。

さてもう一度、26ページの画像の矢印に注目してください。矢印は肛門から前方、もしくは上方へと向かっていましたね。

ということは、**これらの骨盤矯正ショーツは筋肉を間違った方向へ押し上げて、強制的に骨盤を開いてしまっていることになります。**

本来は締めなければいけないものを、開いてしまっている――これが、正しい骨盤矯正とは真逆なことをしている理由です。

さらに付け加えるなら、これら間違ったやり方が「正しい引き締め」として勘違いされてしまっている現状があります。しかも、間違っているだけならまだしも、それが原因となって体の不調まで引き起こしてしまっているのです。

私には、この画像は一目で間違っていることはわかります。ですが、一般の人にはわからなくて当然です。なので、順を追ってお伝えしました。

では次に、正しく骨盤を締めるとはどういうことか、ちょっと体験してみましょう。

立ち読みでできる！「正しい骨盤の引き締め」を体感しよう！

正しい骨盤の引き締めは、何も下着がないとできないわけではありません。本書を読みながら簡単に体感できますので、試しにやってみましょう。

本を読みながらで構いませんので、両脚でまっすぐ立ってみてください。
そしてその状態のまま、

1. つま先を軽く外側へ開く（バレエの1番ポジションのように）
2. 尿道・膣・肛門を締める（特に肛門を意識する）

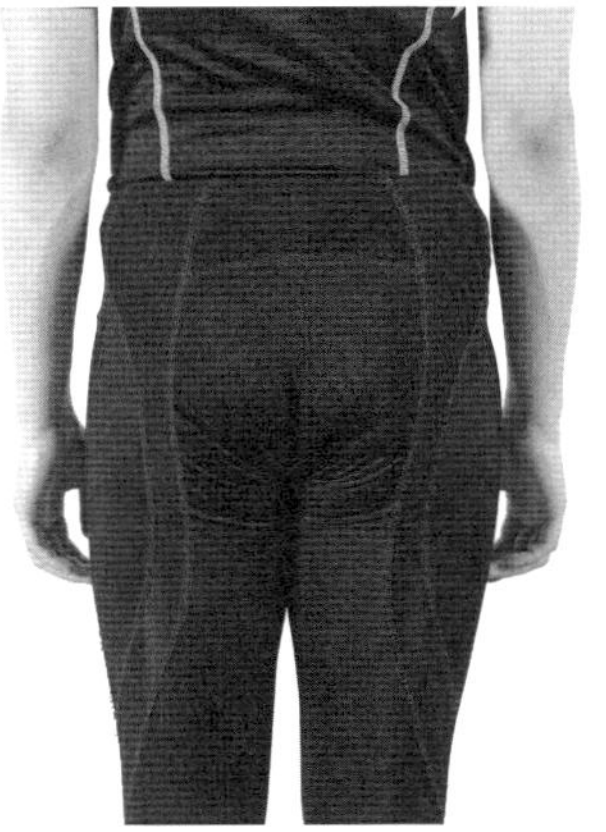

②膝を動かさないようにして、お尻を締める。

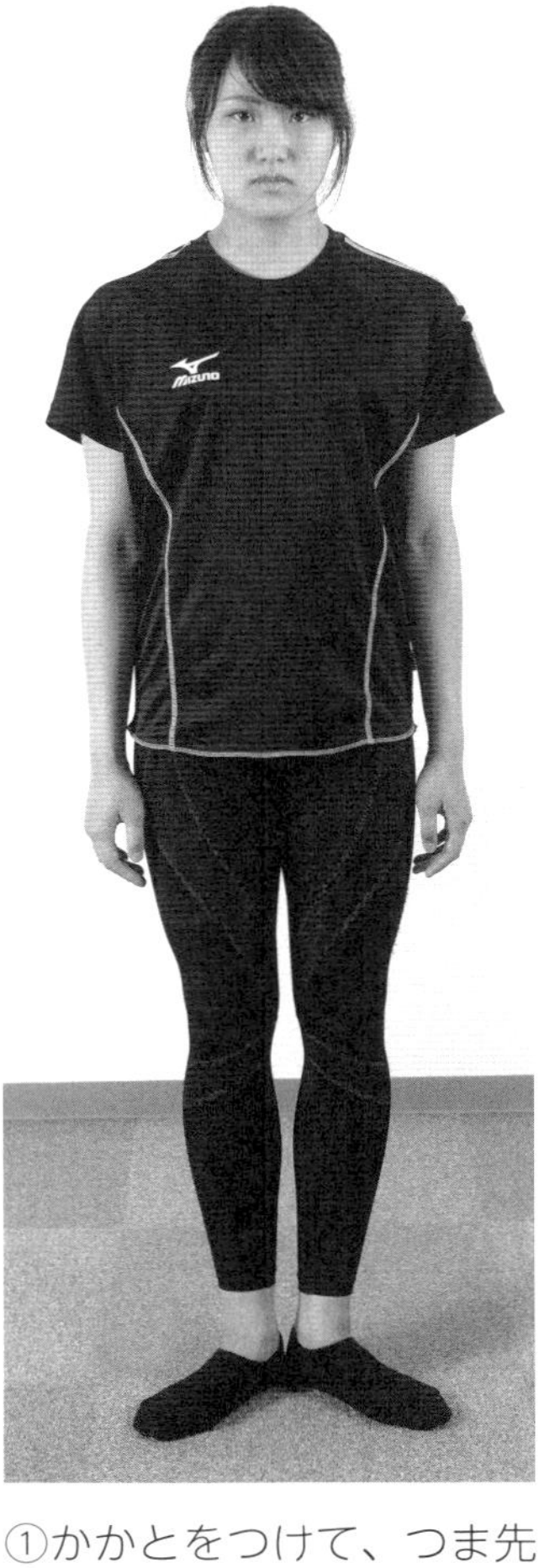

①かかとをつけて、つま先を約 90 度に開く。

いかがでしょうか。お尻がキュッと締まったと思います。

さらに、今の体の状態はどうでしょうか。お尻とお腹が凹んでいると思います。これが正しい骨盤の引き締めです。

では次に、もう一度、普通に立ってください。そして、

1. 内股にする

2. 尿道・膣・肛門を締める（特に肛門を意識する）

いかがでしょうか。今度は締まり切らないと思います。最初に正しい状態を体感していただいたので、その違いがはっきりとわかるのではないでしょうか。

さらに体を見てみると、お腹とお尻が突き出ていると思います。いわゆる「出っ尻」状態です。

もしもこの状態でも締まったという人は、膝が動いていないか確認してみてください。そして、膝を動かさずに再トライしてみてください。

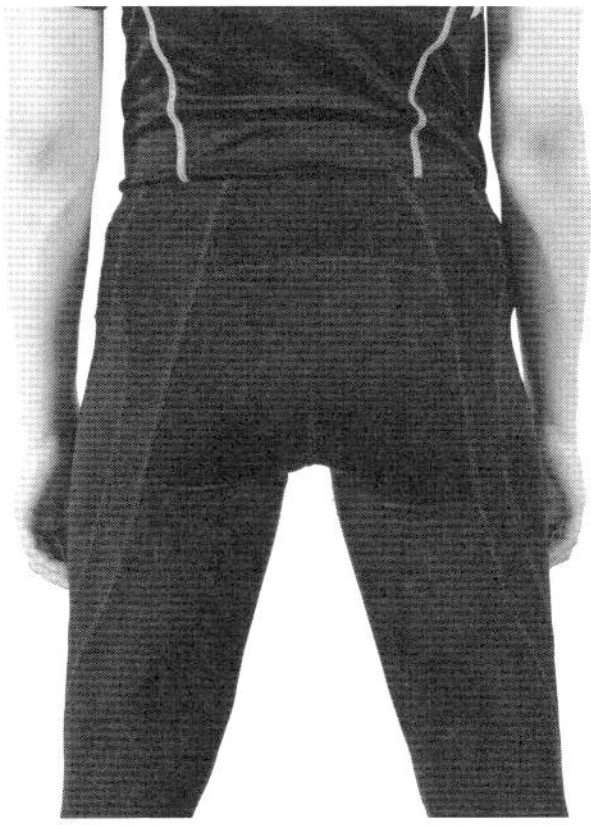

②膝を動かさないで、お尻を締める。

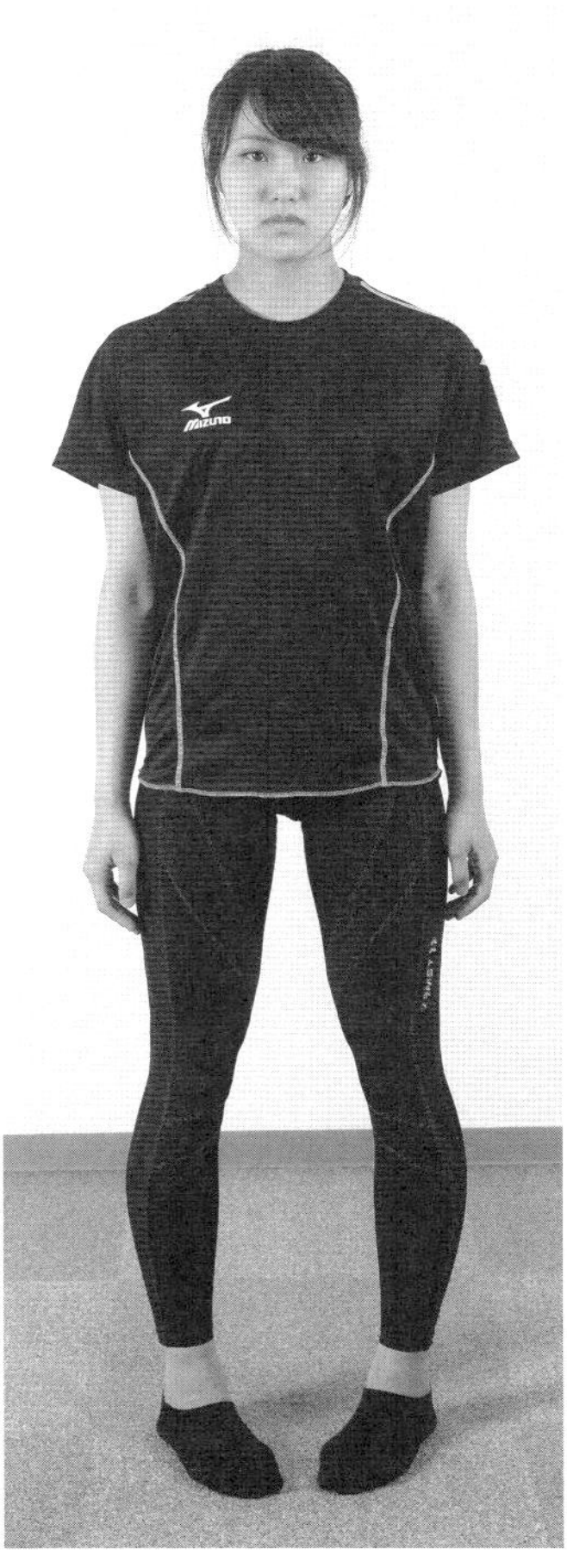

①つま先をつけるようにして、内股にする。

今の体験で、もうひとつ重要なことがあります。

ふたつの姿勢のうち、あなたが普段、無意識になっているのはどちらでしょうか。

1番であれば、まったく問題ありません。名残惜しいですが、この本を閉じていただいて構いません。

2番目の姿勢（内股&出っ尻）が標準だという人は、骨盤が前傾してしまっているので、ぜひとも先を読み進めてください。高い確率で、骨盤底筋（後ほど説明します）が働いていない状態になっています。

骨盤底筋が働いていない状態だと、腰痛や尿漏れなどで将来的に苦しむ可能性が非常に高いのです。

間違った下着の着用は不健康な老後を招く！

私たちは誰でも老後のことを考えて、貯蓄をしたり、保険をかけたり、投資をしたり、普段からの食生活に気を配ったり……ということを心掛けていると思います。

かく言う私も、人の体を診るプロとして患者さんの健康をサポートする傍ら、整骨院・整体院を経営する者として、スタッフたちの将来を考えた運営を行っています。自分の家族だけでなく、彼女たちの人生をも背負っている感覚です。

将来のことを考えて、今から何かしようという意識はほとんどの人が持っています。にもかかわらず、生活習慣として見逃しがちになるのが下着なのです。厳しい言い方かもしれませんが、**「下着を甘く見ている」**ということです。

ここまでの流れで、間違った骨盤矯正ショーツが正しい引き締めとは真逆のことを強制していて、骨盤の前傾を招いていることをお伝えしました。さらにふたつの立ち方で体感していただけたと思います。

では、**骨盤の前傾は何を引き起こす**のでしょうか。

簡単に言うと、股関節の可動を阻害して腰痛を引き起こします。

「股関節」とは、骨盤と太ももの骨（大腿骨）をつなぐ関節です。ちょうど脚のつけ根のところにあって、脚の可動に大きく影響する部分であり、もちろん、周囲をたくさんの筋肉が覆っています。

骨盤が前傾している人は、ほとんどがこの股関節の可動が悪い状態です。さらに、間違った骨盤矯正ショーツを履いていると、必然的に骨盤が前傾になるため、股関節の可動が妨げられます。

股関節の可動が妨げられると、太腿の裏側や、内腿の動きが硬くなります。そして、腰痛を引き起こすのです。

それだけではありません。

この状態を「持病みたいなもんだから、付き合っていくしかない」と放置しておくと、不健康な老後を招きます。腰が曲がって、杖を突かないと歩けなくなるのです。

骨盤からは、背骨が伸びています。背骨は本来、軽くS字にカーブしながらまっすぐ上へと伸びているものですが、骨盤が前傾していると、背骨は斜め前方に向かって伸びることになります。

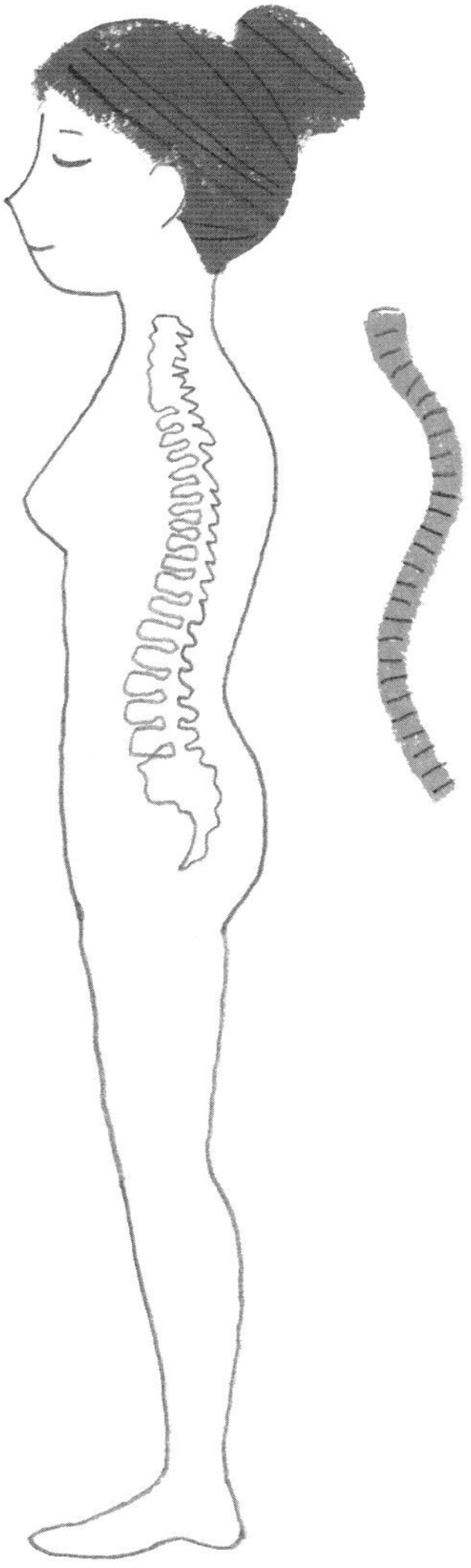

骨盤からほぼＳ字状に背骨が伸びている。

前方へ向かって角度がついている状態を放っておくと、そのまま前に倒れてしまいますよね。

ですから、体は自然と上体を起こしてバランスを取ろうとします。当然、前に倒れるのを後ろへ引っ張るのは、お腹や背中の筋肉の力です。

若いころはまだ体も強く、筋肉も充分なので上体を持ち上げたまま生活ができるでしょう。しかし、加齢とともに筋肉が弱まり、さらに腰痛によって上体を起こすのがつらくなってくると、倒れないために〝**三本目の脚**〟が必要になります。「杖の必要な老後」のでき上がりです。

歳を取って腰を曲げる場合、「杖突きタイプ」か「ふん反りタイプ」になると、私は予見しています。

もちろん、第3の選択肢として「健康な老後」というのもありますが、間違った骨盤矯正ショーツを履き続けていると、「杖突きタイプ」になるのです。

将来を考えて、今から準備することは大切なことです。本書を通して、ぜひともその**準備リストに「下着」**という項目を入れていただきたいと思います。

今すぐやめよう！ こんな下着が腰痛を引き起こす！

ここまで流れで、間違った下着の着用が腰痛の原因となっていることはご理解いただけたと思います。

とはいえ、なにも骨盤矯正ショーツだけが腰痛の原因ではないのです。

ほかにも一般的な下着のなかに、もしくは履き方のなかにも、腰痛を引き起こすきっかけは隠れているのです。

おさらいとともに、改めて見ていきましょう。

①間違った骨盤矯正ショーツやヒップアップ系ショーツ

ここまでにお伝えしたとおり、**間違った骨盤矯正ショーツや、間違ったヒップアップ**

系ショーツは腰痛の原因になります。もしも現在、あなたが腰痛を患っているならすぐに着用をやめてください。

骨盤の引き締めのためにどうしても、と言うのなら、正しく骨盤を締めてくれるものを選びましょう。選び方については後述します。

② ガードルや着圧タイツ

これを履いている人のなかには、「骨盤矯正ショーツと同じもの」という意識の人も少なくないと思います。また、タイトスカートに下着の線が出ないようにするためや、ズボンから下着がはみ出るのを防ぐために、やや丈の長いガードルや着圧系のタイツを履く人も多いと思います。

これらは骨盤矯正ショーツとは基本的には別物なのですが、悪影響の度合いとしては同じです。骨盤を締める方向と股関節の動きを阻害します。

③Tバック

細身のジーンズでも下着の線が出ない、スポーツをやっていてこだわりがある、お尻のラインが綺麗に見える（デザイン性やオシャレのため）、などの理由で選ぶ人が多いのがTバックです。

セクシーさも相まって、下着としてはカッコいいかもしれませんが、もしもこれを履いて違和感やストレスがあるなら、着用をおすすめしません。ストレスを感じない場合でも、骨盤がきちんと立っていればいいのですが、ほとんどの人は骨盤が前傾しているので、やはりおすすめしません。

④ひもパン

Tバックと同様、オシャレのために選ぶ人、「可愛いものやセクシーなものを身に着けたい」という満足のために選ぶ人がいるのもわかります。

ですが、両側の結び目がネックです。これを苦しく感じたり、ズボンを履いたときに腰骨が当たって違和感や痛みがあるようなら、着用を検討してください。

腰骨の辺りには腱があります。接触によるストレスで腱が固まってこりに変わり、その心地悪さから変な姿勢をするようになってしまいます。

⑤ ワンサイズ小さい下着

普段の服装がスリムなものやタイトなものに慣れている人は、下着もタイトなものを選びがちです。きつめなものをスッキリ履きたい、という気持ちがあるのもわかります。また、腰回りをキュッと締めたいときに、骨盤矯正ショーツなどを選ぶより、ワンサイズ小さいものを選ぶ方がお手軽だったりして選んでしまいがちなポイントです。ですが、これも骨盤を正しく締めていなかったり、股関節の動きを妨げる要因になるのでおすすめしません。

今日から始められる、正しい下着の選び方4つのポイント

次に、正しい下着を選ぶポイントを４つ、ご紹介します。

基本的には「普通の下着」であれば、どんなものでも構いません。履いたときにきつくなく、しゃがんだりしても違和感のないもの。さらに股関節の動きを阻害しないものを選びましょう。素材は特に関係ありません。

① オシャレで下着を選ばない

「見えないオシャレ」という言葉があるように、下着やアンダーシャツ、靴下にこだわりを持つのは悪いことではありません。勝負下着という価値観もありますから、基本的に下着選びに制限をかけたくはないです。

とはいえ、すでに腰痛を持っている人は特に、オシャレを基準にした下着選びはやめていただきたいのです。それが原因でさらに腰痛が悪化したり、肩こりや膝など、ほかのところへ症状が発展する可能性もあるからです。

まずは体に合ったもの、それからオシャレを考えてみてください。

②体が拒絶する下着を選ばない

あなたもつけた瞬間に「これはダメだ」という感覚を味わった経験がありませんか。体は正直です。体が拒絶する下着はストレスの原因になるので着用をやめましょう。

接触そのものに違和感がある、きつくて長時間つけていられない、お腹や腰などの一点に締めつけを感じる……などの下着はNGです。

かなり感覚的な話ですが、それでいいのです。本来、下着はつけていて違和感を覚えるものではないからです。

③リラックス感や肌触りを大切にする

前の項目の逆になりますが、履いたときに違和感がない、もしくはリラックスできたり、気持ち良くフィットしている感覚があれば、その下着は合っています。

一般的には素材にこだわって、シルクなどの高級素材や天然素材を思い浮かべがちですが、そこにこだわりすぎる必要はありません。もちろん、それが好きなら別ですが。

高級なものより、普通の素材で自分にフィットするものを選んでください。

④「骨盤を立ててくれる」をキーワードにする

「骨盤を立てる」という表現は、あまり耳になじみがないかもしれません。

実は、この「骨盤を立てる」がとても重要なのです。

とりあえず骨盤を締めればいい、という安直な下着選びがダメなことは、本章で繰り返しお伝えしてきました。**理想の下着とは、骨盤を立ててくれて、さらに正しく締めてくれるもの。**これから下着を選ぶ際にはぜひ、この新しい基準を取り入れてください。

第2章
下着を変えれば骨盤が整い、体の悩みはみるみる消える！

正しい下着選びは、正しい体の使い方の第一歩になる

第1章で、骨盤矯正そのものが必要な技術であることはお伝えしました。施術でも、下着でも、骨盤を整えることで全身が整い、正しく体を使う準備ができ上ります。

正しい体の使い方については、すでに世間には様々な書籍が出ています。骨盤矯正ショーツ同様、ネットで調べれば山のようなリストが見つかるでしょう。

ただ、間違いのないようお伝えしておきたいのは、**今すぐそれらを実践したとしても、正常に機能するとは限らない、**ということです。

勉強でも同じですが、まず足し算や引き算といった基礎ができていないと、難しい計算はできませんよね。それと同じことが体にも言えるのです。

具体的には、まず体の準備を整えること。股関節や腰椎が本来の機能を取り戻した状態になって初めて、正しい体の使い方ができます。

逆に、それなくしてどれだけ本を買ってマネしたところで、時間とお金のムダ遣いです。効果は出ないのです。

だからこそ、まずは習慣から見直すために下着についてお伝えしました。体に良い下着選びをすることで、正しい体を使う準備が一歩前進するのです。

骨盤を立てるだけで得られる12のメリットとは？

では、具体的に正しく骨盤を立て、引き締めてくれる下着を着用することで、どのような効果があるのでしょう。

ここでは12のメリットをお伝えしていきます。

① 腰痛がなくなる

次章で腰痛の原因については詳しくお伝えしますが、まず骨盤を正しく立ててくれる下着を着用することで、あなたは腰痛の悩みから解放されます。

腰痛には大きく分けて3つのタイプがあります。

◆椎間板性の腰痛

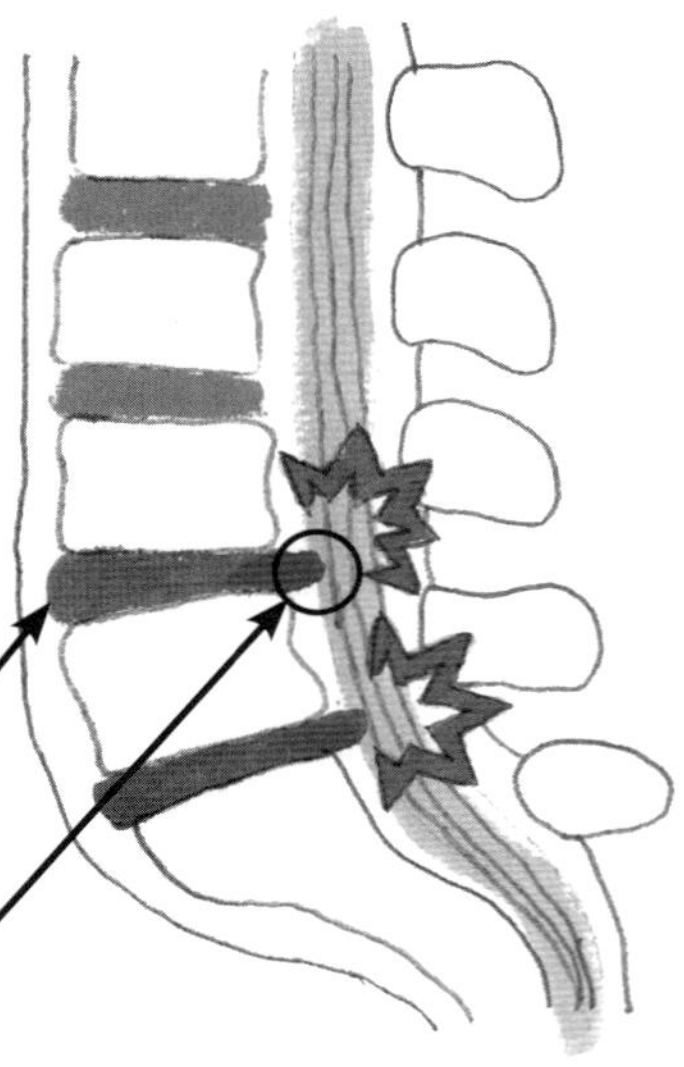

背骨と背骨の間にある椎間板というクッションに圧力がかかり、その椎間板が破れて髄核が神経を圧迫し、痛みとなる。

◆筋肉性の腰痛

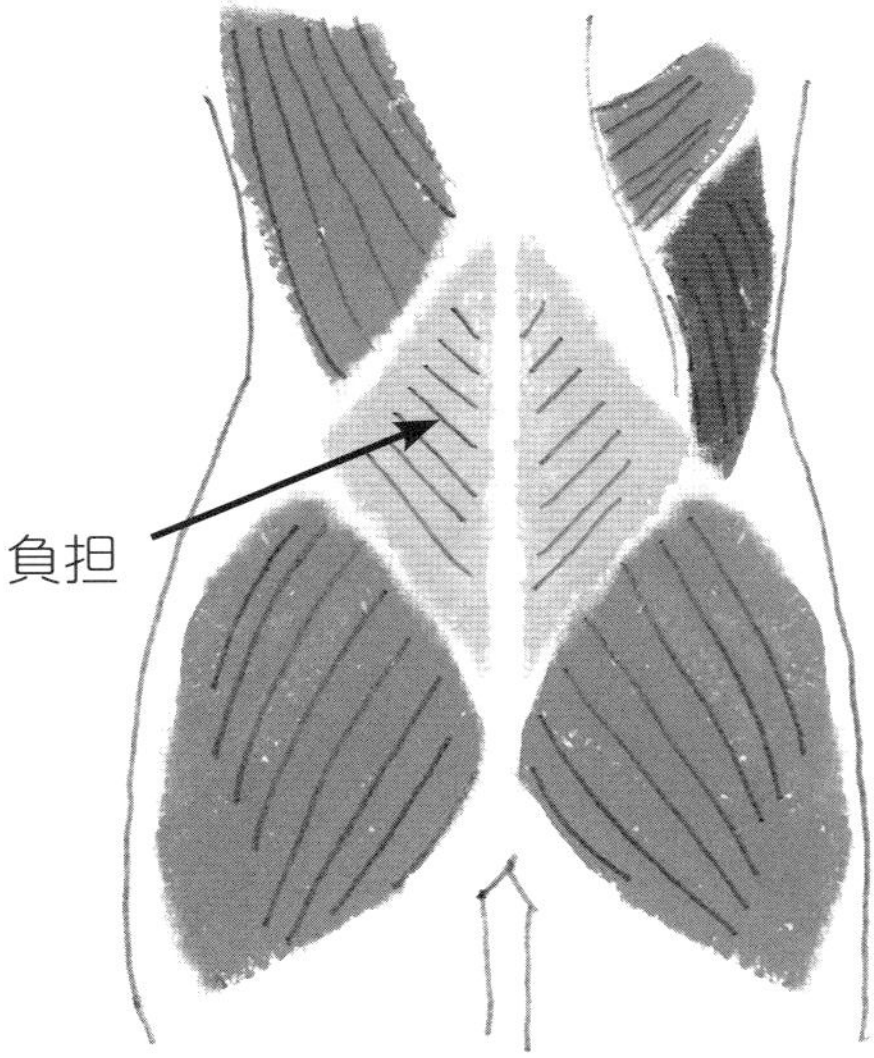

不自然な姿勢を続けると骨を支えている筋肉に負担がかかり、硬化して痛みが生じる。これが「こり」という状態になる。

◆関節性の腰痛

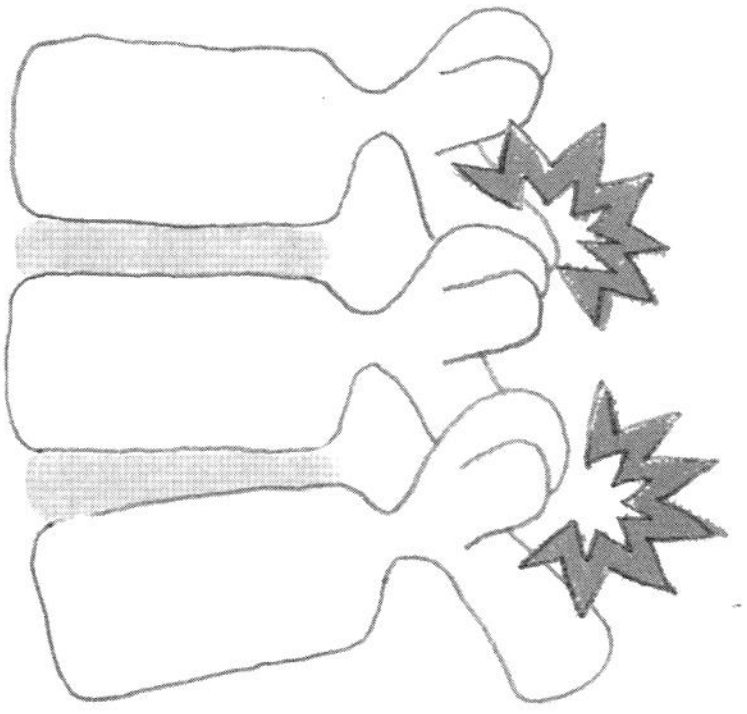

腰の反りが強くなり、関節部分が詰まりすぎることで痛みが生じる。

骨盤が前傾、または後傾していると、自然とバランスを取るために背骨が通常よりも過度なカーブを描くことになります。

背骨と背骨の間には**椎間板**と呼ばれるクッションがあります。このクッションに圧力がかかりすぎると、椎間板が破れて**髄核**というゲル状のものが飛び出して、痛みを発生させます。

聞きなじみがあると思いますが、**椎間板ヘルニア**の発症です。

骨盤が整えば当然、椎間板への負担はなくなりますので、椎間板性の腰痛をなくすことができるのです。

次に**関節性の腰痛**についてです。こちらも骨盤を立てるだけで簡単に消えてくれます。骨盤が前傾すると、椎間関節という腰椎の後方にある関節が詰まってしまいます。骨盤を立てることで骨盤の前傾がなくなり、自然と椎間関節の詰まりも軽減されるのです。

最後に**筋肉性の腰痛**です。

骨はそもそも筋肉によって支えられていますが、不自然な姿勢で腰が必要以上に反りすぎていると、骨を支えている筋肉に必要以上の負担がかかるようになります。

不自然な姿勢が長く続くと、当然筋肉への負担は増えていきます。負担がかかりすぎた筋肉はやがて硬化し、痛みに変わります。これが「こり」という症状です。

しかし骨盤を立てることで、この負担は軽減されるようになり、必然的に痛みも和らぎます。

② 股関節、膝の痛みがなくなる

腰痛持ちの人が併せて持っている症状に膝の痛みがあります。

膝そのものの不調によって痛みが生じるのだと思われがちですが、実はその原因は骨盤にあったりするのがよくあるケースなのです。

もしもあなたに膝の痛みがあるとして、それはきっと左右どちらかなのではないでしょうか。だとしたら、症状の原因は骨盤のゆがみである可能性が高いのです。

ゆがんでいるということは、**「どちらかに負担が多くかかっている」**ということです。

例えば、左右の膝に5：5のバランスで均等に負担がかかっていたとします。その状態であれば特に問題ないものが、骨盤にゆがみが生じたことにより、バランスが狂ってしまったとします。ここでは、右7：左3としてみましょう。

すると、右膝には＋2の負担がかかっていることになります。ゆがみを整えないまま生活を続けると徐々に負担は増えていって、限界を超えたところで痛みが生じます。

骨盤を整えることによって、ゆがみが取れると、その負担は本来の5：5に戻ります。必然的に負担は軽減され、症状も収まっていくのです。

③肩こりが消える

端的に言って、肩こりの原因は姿勢が悪いからです。人間の肩の上には何が乗っているでしょうか。そう、頭部です。

人間の頭部は5～6キロほど、まるでボーリングの玉のようなものです。人体の10パーセント程度ですから、その重さを想像するのは難しくないでしょう。

それを全身で支えるのが正常なのですが、肩こりの人は大体が、背中が丸まっていたり両肩が前方に出ていたり頭部が前方に出ていたりして、うまく支えられない状態になっているのです。

当然、肩甲骨回りの筋肉が支えることになり、負担が増えます。負担が積み重なるとこり＝痛みに変わります。そして慢性的な肩こりができ上がります。

骨盤の上には背骨が乗っています。**骨盤を整えることで姿勢が良くなると、上半身にも良い影響が出ます**から、頭の重量を分散して支えることができるようになります。

肩回りの筋肉への負担が減るので、必然的に肩こりも解消されます。

④ねこ背が治る

腰痛、肩こり、膝の痛みに加えて、日本人に特に多いのが**「ねこ背」**です。あなたも人生で一度くらいは誰かから「姿勢を良くしなさい」と言われたことがあると思います。

そのくらいねこ背は一般的で、仕事の影響、ハイヒールを履く習慣やイスの座り方などのクセ、運動不足、加齢による筋力低下、心理的影響など原因はいたるところにあります。特に仕事以外でも長時間のパソコン作業やスマートフォンの普及によって現代では、9割の人がねこ背と言っても過言ではありません。

私はねこ背矯正の専門家でもあるのですが、**ねこ背の原因は「骨盤」にあります。**人体の土台である骨盤を整えることで、ねこ背も解消でき、さらにねこ背が治ると、プラスαの様々なメリットも得られます（ねこ背については63ページから説明しています）。

⑤お尻が小さくなる、スタイルが良くなる

骨盤矯正ショーツを着用する人の多くが、広がった骨盤を閉じたいからだと思いますが、その恩恵としてスタイルが良くなることも選ぶ理由だと思います。

ですが、そんなことをしなくても、骨盤を立てるだけでスタイルは簡単に良くなるのです。具体的に言うと、**身長が伸びます。**

また前傾した骨盤を立てると、必然的にお尻が引っ込みます。出っ張った部分が引っ込むわけですから、**お尻が小さくなります。**

背が高くなり、お尻が引っ込む。**物理的にスタイルが良くなりますよね。**

私の院に来られる患者さんの中には、施術前に履いていたズボンが施術後にブカブカになったり、入らなくなってしまったジーンズをまた履けるようになった、という人がたくさんいます。

何かを制限したり運動をしてダイエットをする前に、骨盤を立てることを考えてみて

ください。それだけでも充分な効果になる可能性は高いのです。

⑥下肢のむくみが取れる

意外かもしれませんが、骨盤を立てると下肢のむくみが取れます。

そもそも、むくみの原因を説明すると、動脈を通って下半身へ運ばれた血液が静脈を通って心臓へ戻るときに、その流れが滞ることが挙げられます。

静脈は血液を心臓へと戻す役割を果たす血管です。血液は自動的に血管内を流れるのではなく、実は筋肉がポンプとして作用しているのです。

では、もしも筋肉がうまく働かなかったら、どうなるでしょう。当然、血液はそこにたまることになります。しかし、後ろからさらに血液が流れてくるので、必然的に血液は血管から染み出てしまいます。それによって起こるのが「むくみ」の正体なのです。

そのため、むくみを解消するために筋トレをしてポンプの機能を回復させたり、リンパマッサージ（求心性マッサージ）を受ける人がいます。

でも、日頃から骨盤を整えることで下半身の筋肉が作用するようになるので、本来の天然ポンプが機能するようになり、自然とむくみが取れます。

⑦ポッコリお腹が凹む

「お尻が小さくなる」でもお伝えしましたが、骨盤を立てるとお尻とお腹が凹みます。当然、多くの女性にとって悩みの種である**ポッコリお腹も解消できます。**

逆に言うと、骨盤が前傾してお腹が突き出ている状態だとそこに脂肪がたまり、どんどんお腹が出てきます。実は、出っ張っている部分に脂肪はたまりやすいのです。

さらに骨盤を整えると、固まっている腸腰筋が機能するようになります。本書でお伝えするストレッチを絡めると、さらに効果が出ます。

ストレッチについては第4章でお伝えします。

⑧太りにくい体になる

体質などもありますが、太りやすいのはほとんどの場合、筋肉がうまく作用していないためです。

「運動不足で太る」とよく言いますが、それは単に運動をしないだけではなく、運動しないことで筋肉が作用しなくなり、固まってしまって、脂肪がつきやすくなるからなのです。

また、筋肉がうまく作用しなくなるのは、何も運動不足だけが原因ではありません。

普段の生活で骨盤をゆがめてしまい、正しい体の使い方ができなくなると、筋肉や関節が固まってますます動きづらくなり、太りやすくなります。

骨盤を整えると機能していなかった筋肉が機能するようになりますので、自然と太りにくい体になっていくのです。

⑨冷え性が解消される

女性に特に多い症状が冷え性です。原因として、血液が正常に下半身へ運ばれていないことが挙げられます。実はこれも、骨盤のゆがみの影響が大いに考えられます。

骨盤が前傾すると、婦人科系の内臓（子宮や卵巣など）が圧迫されます。圧力がかかると機能は低下します。当然、周囲の血管も圧迫されて血流が滞ってしまうのです。オフィスなどに行くと、カーディガンを羽織っていたり、ひざ掛けをしている女性をよく見かけます。これは冷えている証拠です。

骨盤を整えると圧迫が解消され、血流が改善されます。むくみだけでなく内臓の冷えや下半身の冷え、婦人科系の内臓圧迫による生理不順や生理痛なども解消されます。

⑩ お通じが良くなる

便秘も女性にとっては大きな悩みのひとつですね。

便秘を放っておくと腹痛やお腹の張り（腹部膨満感）、食欲不振などの症状も現れます。さらに肌荒れや肩こりなど、全身に影響が出ることも考えられます。

骨盤を立てると下半身の内臓の圧迫が解消されることはお伝えしましたね。自然と腸の機能が良くなり、便秘も解消されるようになります。

現在では、腸内環境を整えることが推奨されるようになりました。

便秘が解消されると肌もきれいになったり、免疫力が高まって風邪をひきにくくなったり、幸福を感じる度合いが増したりと、得られるメリットは山のようにあります。

骨盤を整えることが、それらにつながるのです。

⑪ 尿漏れの心配がなくなる

第1章で「正しい骨盤の引き締め」を体感していただきました。お尻がキュッと引き締まった感覚があったと思います。もし良ければもう一度、やってみましょう。

これは**骨盤が立っていて、骨盤底筋が機能している状態です。**だから下腹部に力を入れやすくなるのです。

男性とは異なり、女性は尿漏れの悩みがある人が多いと聞いていますが、これは単に加齢の問題ではなく、出産後などに骨盤が広がって筋肉が伸びてしまっている状態が原因なのです。

下腹部に力を入れやすくなると生殖器を締めやすくなりますから、尿漏れの心配もなくなるのです。

⑫ 湯船に入ったときの違和感がなくなる

お風呂からあがったときに膣からお湯が出てくる、もしくは湯船に浸かると膣にお湯が入ってきてしまって気持ちが悪い、などは出産を経験した女性に起こりがちな症状です。

尿漏れと同じく、これも骨盤が広がって筋肉が伸びてしまっているために起こります。本来はリラックスするために入る湯船が、これでは逆にストレスになってしまいますよね。しかし、これは単にストレスでは終わらない場合があります。

膣のゆるみを放置すると、症状が進行して、さらに弱まった筋肉が支えられなくなり、子宮が膣から出てしまう「子宮脱」を引き起こす可能性もあるのです。特に50代以上に多く、発症した場合は手術が必要になります。

このような事態を予防するためにも、今のうちから骨盤を立てることが重要です。

尿漏れと同様、生殖器を引き締めることで膣を閉じることができるようになり、不用意なお湯の浸入を防ぐことができます。

腰痛やねこ背がなかなか治りにくい理由

12のメリットの４つ目で「ねこ背が治る」とお伝えしました。実はねこ背が治ると、それに伴って様々な症状がさらに改善されるのです。別枠を設けてこちらで説明します。

私は、ねこ背の矯正を専門に扱う治療家として、これまでに2万人以上のねこ背を治療してきました。

患者さんは小学生から80歳を超える高齢者まで、あらゆる年代の人たちです。ビジネスパーソンもいれば学生や主婦、ＯＬ、会社の経営者など、職種も多様です。男女の比率は半々くらいでしょうか。

実は、ねこ背はなかなか良くなりません。ですから切実に悩んでいる人ほど苦しむ症状です。私の院を訪れる患者さんのなかには、これまでに何軒もの病院や治療院を訪ね歩き、それでも良くならずに困り果てて、藁にもすがる思いでやってくる人がほとんどです。

そして単にねこ背だけで苦しんでいるのではなく、ねこ背が引き起こす様々な症状で苦しんでいる人も少なくないのです。

本書はあくまで下着と腰痛の関係についての書籍ですので、ねこ背について詳しくはお伝えしませんが（ねこ背については別の書籍で語っています。巻末の著者プロフィールをご参照ください）、腰痛とも共通している部分として、努力してもなかなか治りにくい理由をお伝えします。

それは、**「ねこ背のほうが楽だから」**です！

通常、ねこ背とは背中が丸まった状態です。私たちの体はロジカルにできていますから、ねこ背になるには必ずその原因があります。

もう、おわかりですね。ねこ背の大本の原因は「骨盤」です。

◆顔が前に出る

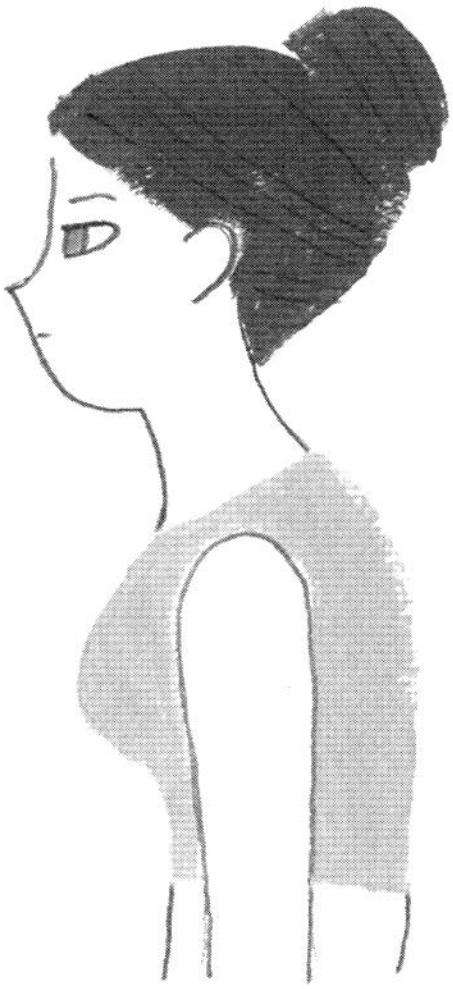

◆背中全体が丸くなる

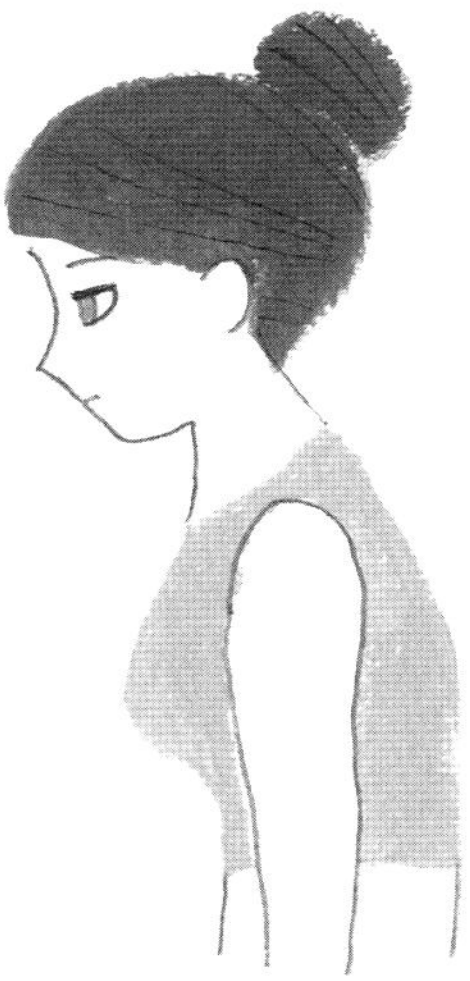

◆肩が前に出る

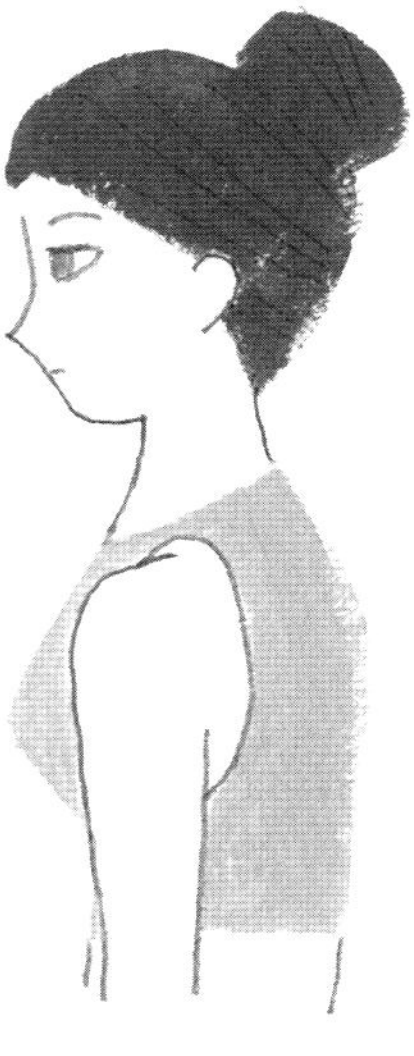

このようなねこ背の特徴的な変化も、骨盤の前傾・後傾が起因となって生じているのです。

では、ねこ背を治すなら、骨盤を立て、丸まっている背中を伸ばせばいいわけです。

しかし、わかっていながら多くの人ができないのです。一時的にはできたとしても、気を抜くと元の状態に戻ってしまいます。

その理由を患者さんに尋ねると、こう答えます。

「わかってはいるんですが、正直なところ、ねこ背のほうが楽なんです」

この患者さんの言葉に嘘はないと思います。ねこ背の人からすれば、正しい姿勢よりもねこ背のほうが疲れないのです。

これは腰痛にも当てはまることで、骨盤が前傾している人は、その状態が身についてしまっているので、一時的に骨盤を立てても、それを維持できないのです。

正しい姿勢よりも、「身についてしまった姿勢＝形状記憶された姿勢」のほうが楽に感じられるのは事実です。

ですが、それが体に負担をかけないとは限りません。これは腰痛でもねこ背でも、考え方としては同じです。

だからこそ正しい下着をつけて悪い状態に戻らないよう、生活レベルから変えていくことが重要になるのです。

ねこ背が治ると、さらにこんな体の悩みが消える！

では具体的に、骨盤を整えることでねこ背が解消されると、さらにどのような症状が改善するのでしょうか。

すでにお伝えしている「骨盤を立てるだけで得られる12のメリット」に含まれているものを除いてお伝えします。

① 首痛／ストレートネック／反り首

ねこ背が原因となる体の痛みには４つのタイプがありますが、顔が前に突き出るタイプの人に最もよく見られるのが**首痛**です。

人間の頭部は５～６キロもあり、ボーリングの玉のようだとお伝えしました。この重たい頭を支えているのが**「頸椎＝首の骨」**です。首が前に出ているタイプの人は頸椎に負担がかかり、首痛を引き起こすのです。

さらに本来、頸椎はＳ字に緩やかにカーブしていて、背骨全体が形作るクッションの一部として、頭の重みをバランスよく散らす役割も果たします。

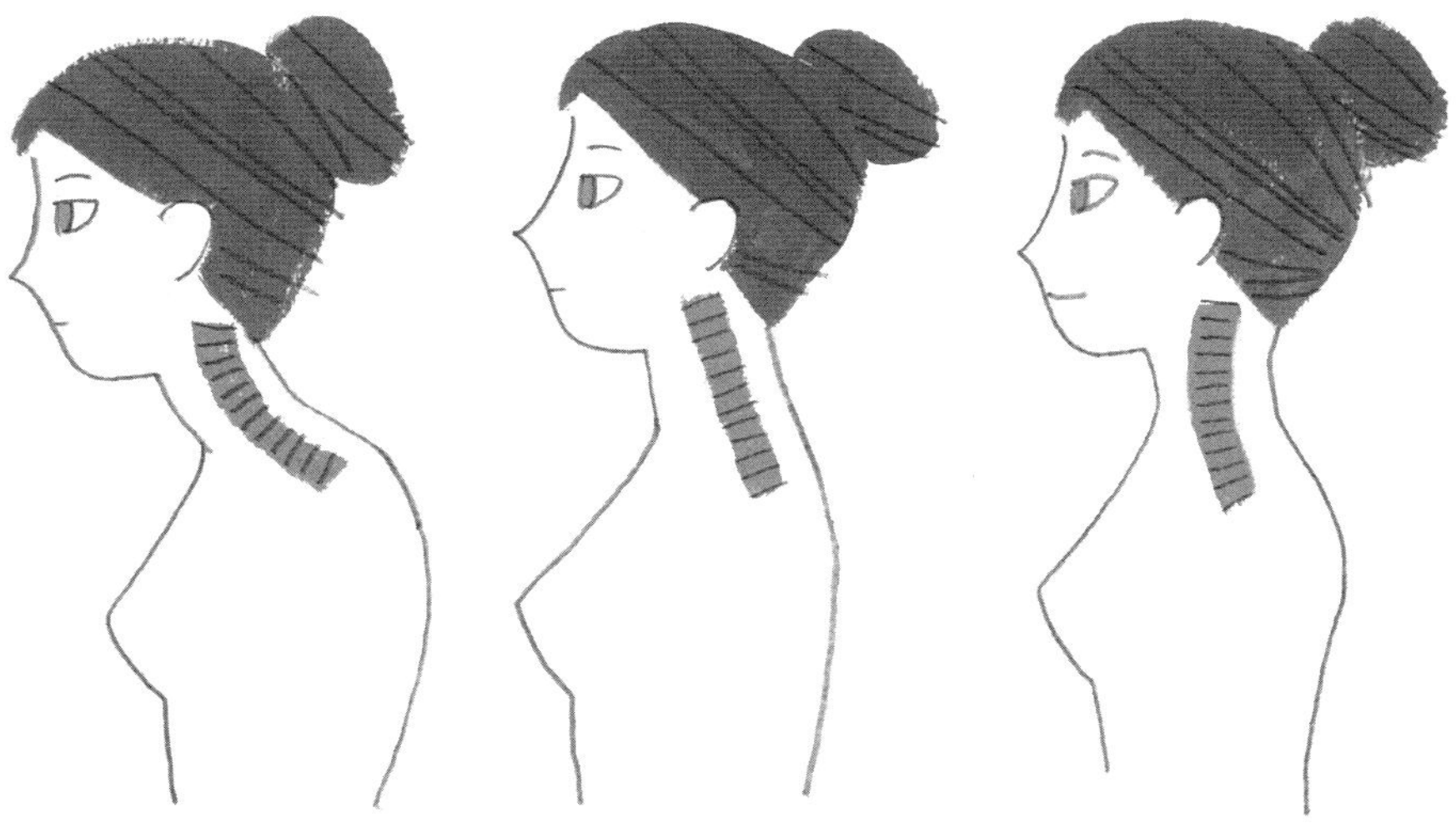

反り首　　ストレートネック　　正常な首

これが、ねこ背になって顔が前に出ると、頸椎がまっすぐ伸びてしまいます。**ストレートネック**になったり、逆にもっと反りが強くなって**「反り首」**になってしまうのです。猛烈に首がこり、痛みが出てしまいます。

さらにひどくなると、**頸椎椎間板ヘルニア**や**変形性頸椎症**へと進行します。頸椎から出ている神経が圧迫されて、手のしびれが出てくることも考えられます。

②頭痛／眼精疲労／めまい

ねこ背によって**「首や肩が凝っている状態＝首の筋肉が強く緊張している状態」**です。こうして起こるのが**筋緊張性頭痛**です。

頭から首や肩にかけての筋肉が過度に緊張すると血流が悪くなり、疲労物質が筋肉にたまるようになります。すると神経を刺激し、頭痛が起こります。実は日本人に最も起こりやすい頭痛が、このパターンです。

一日中、パソコン作業をしたり、スマートフォンを長時間使ったりしていると、頭を締めつけられるような重苦しい痛みが始まって、なかなか取れないことがあります。

これがまさに筋緊張性頭痛です。

筋緊張性頭痛が起こるときは、同時に背中もこったり、目の疲れやめまいも引き起こすことがあります。

③不定愁訴

「一日中、眠たい」「疲労感が取れない」「集中力に欠ける」「手足が冷える（血行が悪い）」などの不定愁訴も、ねこ背が原因の場合があります。

ねこ背の人は背中が丸まっている場合がほとんどで、肺が窮屈な状態になっています。肺は本来、肋骨で囲まれたカゴのような骨格である「胸郭」に包まれています。この胸郭が膨らんだり縮んだりすることで肺は伸び縮みをし、呼吸が行われます。

呼吸をすると、その近くにある横隔膜が上下に動きます。しかし、ねこ背で肺が狭められてしまっていると横隔膜の動きは妨げられ、浅い呼吸しかできなくなります。

呼吸が浅くなると、体は慢性的な酸素不足になります。酸素不足になると基礎代謝（生きるために必要な最小のエネルギー代謝量）が低下し、エネルギーを消費できなくなって太りやすくなったり、冒頭でお伝えした不定愁訴を生じさせてしまうのです。

④胃痛／下痢／便秘

胸郭が狭められた影響は、何も上半身だけにとどまりません。下半身にも影響を及ぼします。

胸郭が狭められると内臓が押し下げられ、圧迫されます。みぞおち付近にある「胃」が圧迫されて胃もたれやむかつきなどの症状を引き起こします。当然、内臓全体も押し下げられるので腸の働きも悪くなりがちです。

また、背中には内臓のツボが集中していることをご存知でしょうか。内臓を支配している神経が、その部位の背骨から出ているためです。

ねこ背によって背骨の曲がり度合が通常以上に強まると、脊椎にも余分な負担がかかります。すると、脊椎から出ている神経を圧迫し、内臓の機能低下を引き起こします。内臓機能が低下した結果、便秘や下痢が起こりやすくなるのです。

⑤自律神経失調症

ねこ背による首の筋肉のこりは、痛みだけではなく自律神経の機能低下も引き起こします。

自律神経とは、私たちの意思とは無関係に内臓や血管を調整する神経のことです。「交感神経」と「副交感神経」という、それぞれ正反対の働きをするふたつの神経から成り立っています。

交感神経は、主に日中に活動したり、緊張しているときに働きます。

副交感神経は、主に夜や休息したとき、リラックスしている状態に働く神経です。両者はシーソーのように、交互にバランスを取り合って働いています。

首には、交感神経の重要な中継地点があります。首の筋肉がこって硬くなると、このふたつの自律神経を物理的に圧迫したり、血流障害が起こったりして、自律神経の機能低下を引き起こす可能性があるのです。

その結果、自律神経失調症を引き起こします。

慢性的な疲労感、だるさ、動悸、体の火照り、不眠、耳鳴り、手足のしびれ、口や喉の不快感、頻尿、残尿感、イライラ、やる気の低下、鬱などです。ねこ背が原因で、これらの症状に苦しんでいる人は少なくないのです。

いかがでしょうか。

12のメリットに加え、ねこ背が引き起こす5つの症状も、骨盤を立てることで改善される可能性が高いとおわかりいただけたと思います。

たかが腰痛、たかがねこ背と考えてはいけません。間違った下着が引き起こす骨盤のゆがみは、あなたの今この瞬間の苦しみにも関わっているのです。

第3章

あなたの腰痛を引き起こすメカニズムを知ろう！

腰痛の人のほとんどは股関節の可動が悪い

ここまでの流れで、骨盤を立てることの重要性や、骨盤のゆがみが体に様々な不具合や症状を引き起こすことを理解していただけたと思います。

ではなぜ、それほど骨盤を立てることが重要なのか。それは、骨盤を立てることが股関節の可動にいい影響を与えるからです。

本書の冒頭で、腰痛の原因は人それぞれで、特定するのは簡単ではないことをお伝えしました。

しかし、数多くの人の体を診てきた専門家にとっては、**腰痛の人には〝ある共通点〟**があるのです。それは主にふたつあります。

・「部分」ばかりに目が行ってしまう
・股関節の可動が悪い

です。

順番に解説していきましょう。

多くの人が、腰痛になると腰に視点が向きがちです。その瞬間の腰の痛みの理由が何かを考えてしまいます。実際に、そこに痛みがあるのだから当然だと思います。

ですが整体の世界からすると、それは本当の原因に目を向けられていないことになります。

本来、体は「部分」ではなく「全体」で見る必要があります。

例えば、右膝が痛くなったとして、その原因は過去にねん挫で痛めた左足首をかばって生活していたこと（かばったために右膝の負担が増えた結果）だったとします。この場合、原因となるのは最初に痛めた左足首ですよね。

でも、ついつい痛みのある右膝に焦点を当ててしまうのです。そして、病院やマッサージに行って右膝を診てもらう。何か処置をしてもらっても根本の部分が治っていませんから、これでは一時的には痛みが取れても日常生活の影響ですぐに再発してしまうことになるのです。

腰痛も同様で、「ヘルニアを持っている」「筋肉が痛い」など、痛みの「部分」に目が行きがちになると、本当の原因にはたどり着けません。

股関節の可動が悪い原因は「腸腰筋」にあった！

次に、**「股関節の可動」**ですが、これまで多くの人の体を見てきて、**腰痛の人の8割は股関節の可動が悪いです。**

股関節はちょうど脚のつけ根のところにあるため、脚の可動に大きく影響します。

よってこの関節は全身を使う動きの基礎になると言っても過言ではありませんし、その可動域が日常生活やスポーツで高いパフォーマンスを発揮するためにとても大切な要素になります。

逆に「股関節の可動が悪い＝股関節が上手に使えていない」ということです。当然ながら正しく体を使えませんから、一部の筋肉に負担がかかり、結果として腰痛を引き起こすのです。

ではなぜ、股関節の可動域が悪くなるのでしょうか。これは、「自分は体が硬い」と思っている人にも通じるものなので、注意してください。

股関節の可動域を狭めている原因の大きなものが**骨盤の前傾・後傾**です。必ずとは言えませんが、**前傾・後傾している人は、かなりの確率で股関節の可動域が狭いです。**

33ページで試していただいたと思いますが、骨盤が前傾すると腰が反って「出っ尻」になります。出っ尻状態だと、「腸腰筋」が詰まります。

◆骨盤後傾の人

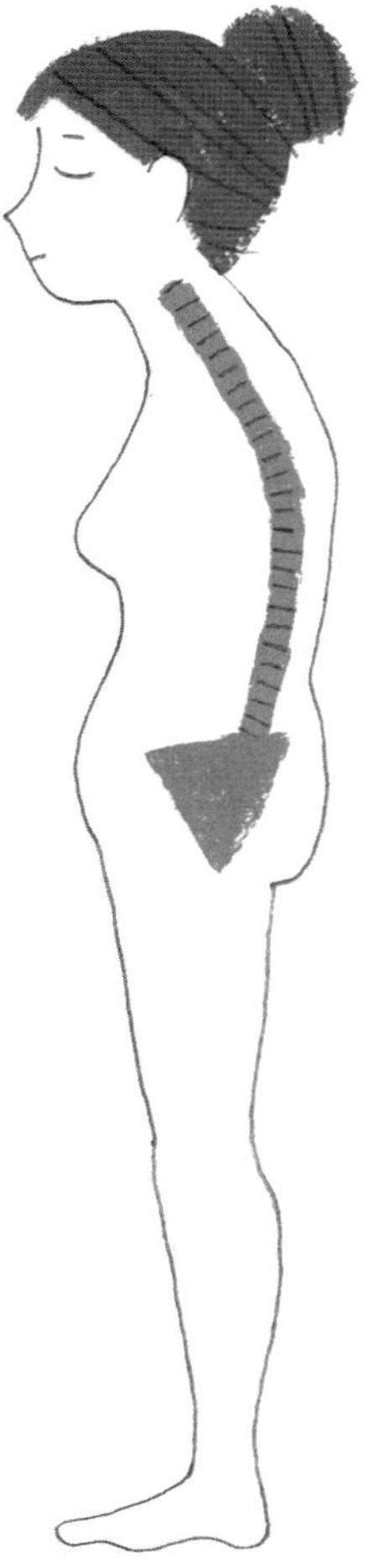

骨盤が後傾している状態。
背骨が曲がりねこ背を引き起こす。

◆骨盤前傾の人

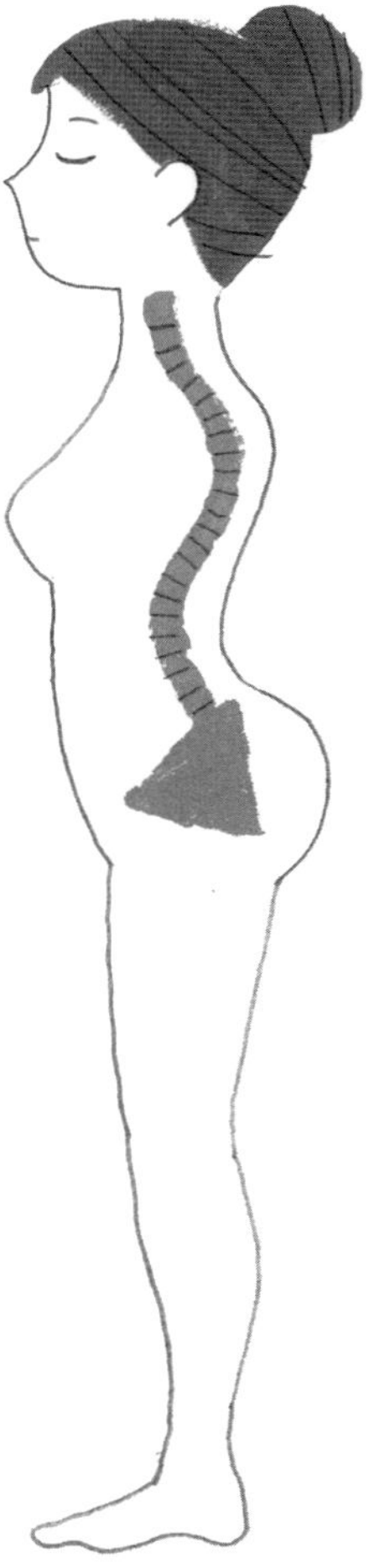

骨盤が前傾している状態。
腰が反って「出っ尻」になり腰腸筋が詰まり、股関節の可動がなくなる。

腸腰筋とは、その名の通り「腸」と「腰」に関係する筋肉で「大腰筋」「小腰筋」「腸骨筋」の総称です。これは体の中心にあり、上半身と下半身を結ぶとても大事な筋肉です。インナーマッスルという言葉を聞いたことがあると思います。インナーマッスルは体の奥にある筋肉の総称です。腸腰筋は、このインナーマッスルのひとつ。背骨と骨盤と脚の骨を結んでいるので、もしもここが弱っていると疲れやすい体になり、さらに加齢で筋肉が弱くなると老後に活発に動けるかどうかに関わってきます。

骨盤が前傾すると、自然と腸腰筋が詰まります。腸腰筋が詰まると、股関節の可動がなくなります。

出っ尻状態の習慣化によって腰痛が引き起こされるのはもちろんのこと、例えば、前屈ができなかったり、開脚ができなかったり、常に内股状態だったり（がに股にできない）して、必然的に体も硬くなってしまいます。

もしもあなたが「自分は体が硬い」と思うなら、今は腰痛がなかったとしても、いずれは腰痛になる可能性が非常に高いです。

もしもあなたが腰痛持ちなら、ほぼ間違いなく股関節の可動が悪いと思って差し支えありません。

そしてそういう人は、骨盤が前傾しています。骨盤の前傾が腰痛を引き起こすことは、すでにお伝えしてきた通りです。

腰痛を放置しておくと、いずれ腰が曲がり、杖が必要な生活を送らざるを得なくなります。腰の神経が圧迫されて痺れが出て、長時間歩けなくなったり、最悪の場合は脊柱管狭窄症を引き起こすかもしれません（脊柱管狭窄症についても別途執筆していますので、巻末の著者プロフィールをご参照ください）。

効果のあるマッサージ、効果のないマッサージ

いかがでしょうか。腰痛を甘く見てはいけません。日本人の３大症状だからと言って、

当たり前のものにしてはいけないのです。

中には、腰が痛くなったら湿布を貼ったり、マッサージをしてもらえばいいと思っている人も少なくないと思います。それは間違いではありません。ただし、正しくしっかりケアをしていただきたいと思います。

専門家の業界でよく言われるのが「マッサージには効果がない」という謳い文句です。これについて私は、ちょっと言いすぎだと考えています。

マッサージそのものに効果がないのではなく、**「マッサージの効果が出るやり方をしていないだけ」**なのです。

多くの人が、痛みが出れば病院へ行ったりマッサージに行ったりと、〝対処的〟に治そうとするのではないでしょうか。しかし、そういった〝その場しのぎ的〟な治療では、根本から腰痛を治すことはできません。

マッサージそのものにも、効果のあるものはあります。負担のかかっている筋肉を揉みほぐせば、こりを解消することは可能です。大切なのは、小まめに継続していくことなのです。

例えば、野球選手で考えてみましょう（私はかつて、野球少年でした）。選手は毎日、マッサージを受けます。時間は人によって異なりますが、1時間から長い人であれば数時間のマッサージを受けます。

特に夏場になって疲れがたまり下半身の調子が悪くなってくると、股関節回りを中心に時間をかけてしっかりほぐします。下半身をしっかりほぐすことで、本当のスッキリ感が出るからです。

彼らは、その日にたまったストレスをできるだけその日のうちに取り除いているのです。だからこそ疲れを翌日に持ち越さず、シーズンを通していいプレイを継続でき、結果を残せるのです。

スポーツ選手であれ、一般の私たちであれ、鍛え方は違いますが、人間の体という意味では同じです。

私たちは日々の生活で疲れやストレスを蓄積します。ストレスは精神的なものだけではなく、肉体的なものもあるのです。体重が50キロの人であれば、50キロの重量を全身が支えている＝負荷がかかっているのと同じです。

体が強い人であれば、負荷に耐える力は強くなります。逆に弱い人であれば、負荷に耐えられずに「症状」として現れます。こうしたことから運動による基本的な体づくりが必要だと言われるのです。

とはいえ、誰もがスポーツ選手のようにはいきません。だからこそ、小まめなケアが大切になってきます。

もしもあなたがマッサージを受けているなら、調子が悪いときや痛みが出たときにだけ対処的に受けるのではなく、日常的に小まめに受けていただきたいと思います。ペースとしては、週に1~2回でしょうか。

仕事や日常生活でかかった体へのストレスを、できるだけ早い段階で解放できること――それが「効果のあるマッサージ」なのです。

なぜ、人はぎっくり腰になるのか？

ロシアン・ルーレットをご存知でしょうか。1発だけ弾の入った拳銃を交互に自分へ向けて引き金を引いて当たりを引いたら負け、という何とも野蛮なゲームです。

バラエティー番組などでも、食べ物を使った同じようなゲームがありますね。ひとつだけわさびがたっぷり入ったシュークリームを芸人たちが順番に食べて誰がわさび入りに当たるか、といったシーンを見たことがあると思います。

ぎっくり腰は、これによく似ています。

ぎっくり腰には、具体的なきっかけというものがありません。「こうなったらぎっくり腰になる」とは誰にも言えないのです。

ということは、すべての人にぎっくり腰の可能性が隠れています。くしゃみをした、咳が続いた、重いものを持ち上げた……など、そのきっかけは様々です。

ですが、くしゃみをしたら必ずぎっくり腰になるわけではありませんよね。咳や重いものでも同様です。

くしゃみや咳などは、ただのトリガー（引き金）に過ぎません。**問題は、それ以前の負担の蓄積にあるのです。**

腰の調子が悪い、痛みが出た、といった理由で対処的にマッサージへ行くだけでは、根本的には治らないとお伝えしたのは、そのためです。

普通は「痛みが引く＝治った」と考えるでしょう。ですが実は、体の中で負担は蓄積されているのです。

そして次の痛みが出る直前に、大きなくしゃみが出たり、風邪で咳が続いたり、引っ越しで重いものを持ったりなどの、いつも以上にストレスや負荷がかかることをすると、限界点を一気に突破してぎっくり腰になるのです。

普段からのケアが必要な理由も、これにつながっています。

限界を超えないように定期的にストレスを取り除いておけば、くしゃみや咳などはぎっくり腰のトリガーにはなりません。寝違えも同じです。毎日寝違えることはありませんよね。ある日たまたま、寝違えてしまうだけだと思います。

日々のケアを心掛ける意識を持って、わさび入りのシュークリームを食べてしまうことがないように心がけましょう。

何が違う？男性の腰痛・女性の腰痛

ひとくちに腰痛と言っても、男性と女性では体の各部の状態は異なります。当然のことながら、治し方も異なります。

ここで詳しく見ていきましょう。

◎腰痛の男性は「股関節」がガチガチ！

男性が腰痛になった場合、**股関節回りがガチガチに固まっているのがほとんどです。**

特に太ももの裏や内ももが固まり、開脚できなくなるのです。女性に比べて男性のほうが体が硬いのも、そのためです。

筋肉が固まってしまうのは、肉体的に男性のほうが女性よりも筋肉量が多いことも影響しています。体幹が利くために踏ん張りも利きます。その分、股関節回りや腰全体がガチッと固まってしまうのです。

また男性の場合、筋肉量が多い分、運動不足で固まる筋肉も多くなります。

男性は体を動かすイメージがあるかもしれませんが、股関節を上手に使えていなければ意味はありません。結局、豊富な筋肉を使えず、こりに変わるのです。

野球選手の例で股関節のマッサージについて書きましたが、ほぐして上手な使い方ができるようになると一気に変化を実感できます。スポーツだけでなく、日常生活の一つひとつの行動のパフォーマンスがアップします。

◎腰痛の女性は「骨盤底筋」がユルユル！

逆に、腰痛の女性のほとんどは、**骨盤底筋の機能が低下しています。**言葉を選ばずに言えば〝お股がユルユル〟になってしまっているのです。当然ながら、2章でお伝えした女性特有の悩みも起きやすくなってしまいます。

これを改善するには締めればいいのですが、そもそも骨盤が正しい位置にないと疲れるだけで効果がありません。時間のムダ遣いとなります。

逆に、正しく骨盤を立ててやれば、1回10秒の簡単なストレッチで効果が出ます。しかも、家でセルフケアが可能。次の章で詳しくお伝えしますので、今日からやってみてください。

◎赤ちゃんのベッド「骨盤底筋」とは？

すでに何度か登場している**「骨盤底筋」**ですが、ここで詳しく解説します。

もしも今、本書をイスに座って読んでいる人がいましたら、チェックしてみてください。イスに座った状態で、手のひらを上向きにしてお尻の下に置きます。すると、硬い骨の出っぱりに指が当たると思います。これを**「坐骨結節」**と言います。この左右の坐骨結節の間を**「骨盤底」**と言います。

骨盤底筋は、骨盤底に張られている筋肉の総称です。ハンモックのような状態で位置し、子宮や膀胱や腸などの内臓を支える役割を果たしています。骨盤底筋群とも言われ、尿や便の排泄に関わると同時に膀胱や尿道、膣、肛門を引き締め、尿漏れや便漏れを予防する役割を果たしています。

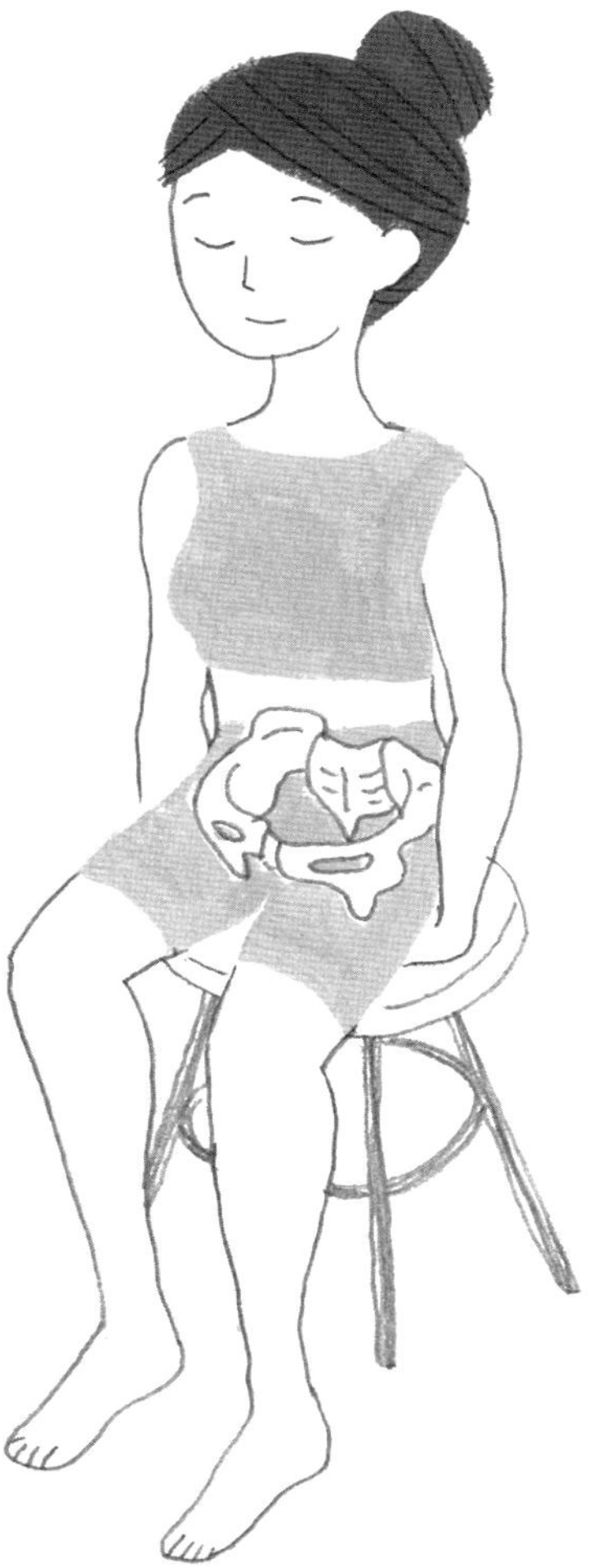

坐骨結節（骨盤底）
お尻の下の硬い骨の出っ張りが
坐骨結節。

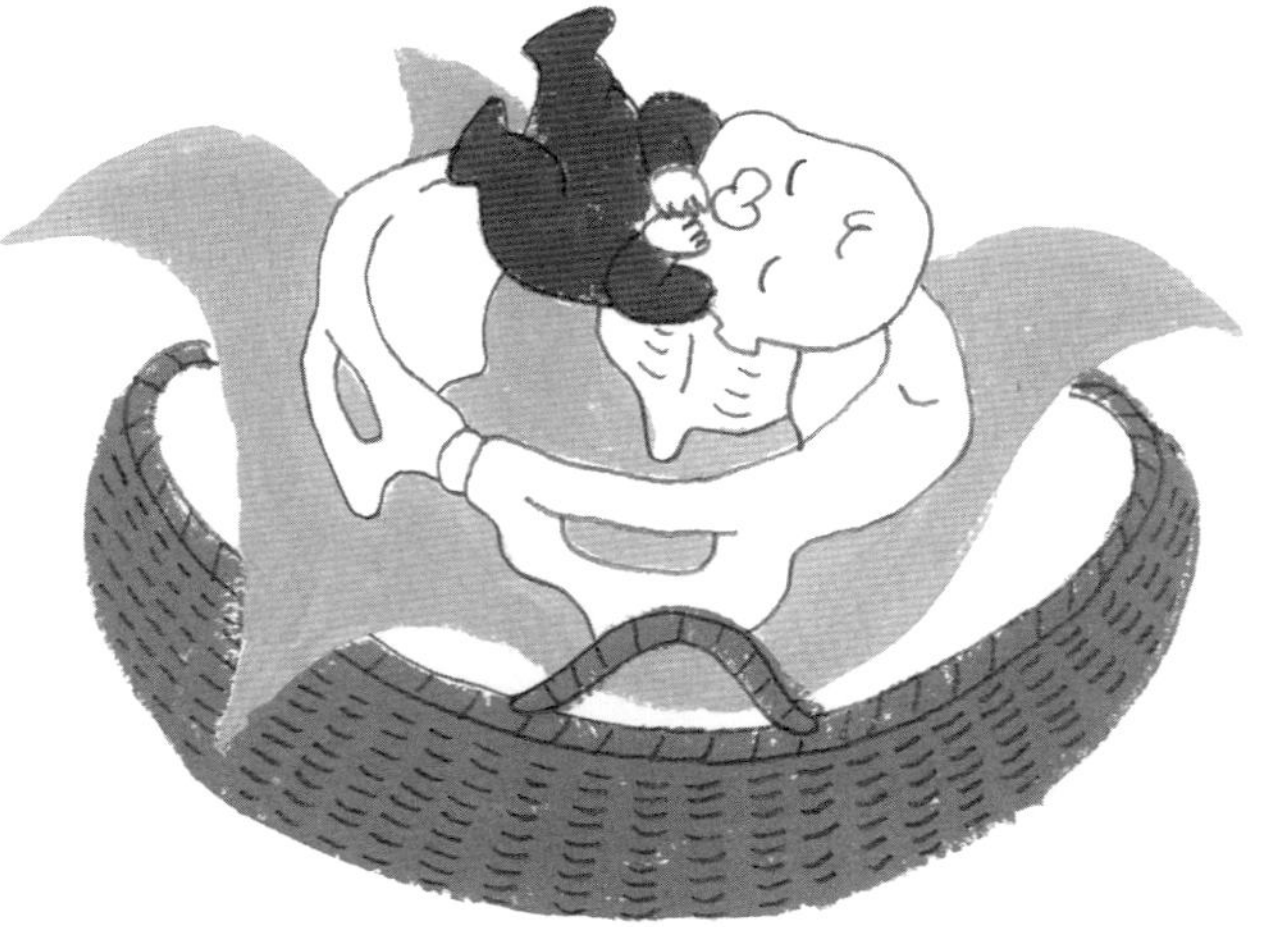

骨盤底筋群は子宮や膀胱を保護し、「赤ちゃんのベッド」の役割も果たしている。

加えて、女性にはとても大切なこととして、骨盤底筋は分娩時の赤ちゃんの通り道にもなります。骨盤は体の要であり、中心点です。だから子宮はそこに位置し、赤ちゃんはそこで育つのです。

世間では「体幹が大事」と言われます。肉体的にはその通りです。しかし女性にとっては、骨盤が何よりも大事です。

子宮＝マットレス、羊水＝ブランケットと考えてみてください。すると、子宮を支える骨盤と骨盤底筋は、まさに**「赤ちゃんのベッド」**と言えるからです。

骨盤がゆがむ「生活習慣」を自覚しよう！

「骨盤のゆがみ」について、知識として持っている人は少なくないと思います。

私の院に訪れる患者さんの中にも、「私、骨盤がゆがんでいます」という人が意外と多いです。そのような状況からも、「骨盤のゆがみ」というワードが世間に広く知られ、さらに骨盤のゆがみが良くないことも認知されているのだと感じます。

ただ、患者さんたちがそれを細かくわかっているかというと、そうではありません。

「どうゆがんでいるんですか？」と聞いても、答えられないのです。

これは仕方がないことです。患者さんたちは専門家ではありませんから。ゆがんでいることは何となくわかっても、具体的にどうとは答えられない。答えられない＝どうして自分の骨盤がゆがんでいるのかを知らない、ということです。そして同時に、どうすればゆがんでしまうかも知らない、ということになります。

実は、動作やクセ、座り方などの日常生活で骨盤は簡単にゆがみます。例えば次のようなことをしていませんか？　少し振り返ってみましょう。

◎座り方：腰で座ってしまう

電車などでよく見かけますが、背もたれに寄りかかって浅く座り、背中を丸めた状態でスマートフォンを眺めたりや本を読んでいる。これは**「腰座り」**と言って、骨盤がゆがんでしまいます。

◆腰座り

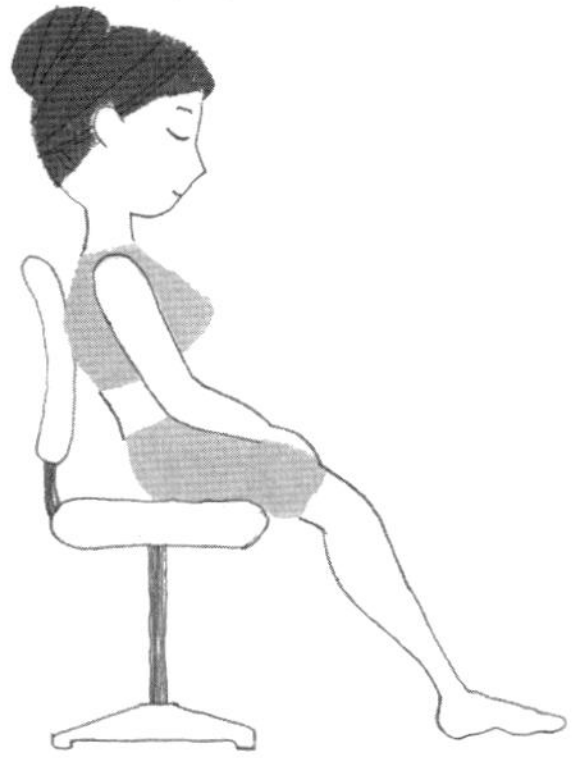

◆アヒル座り

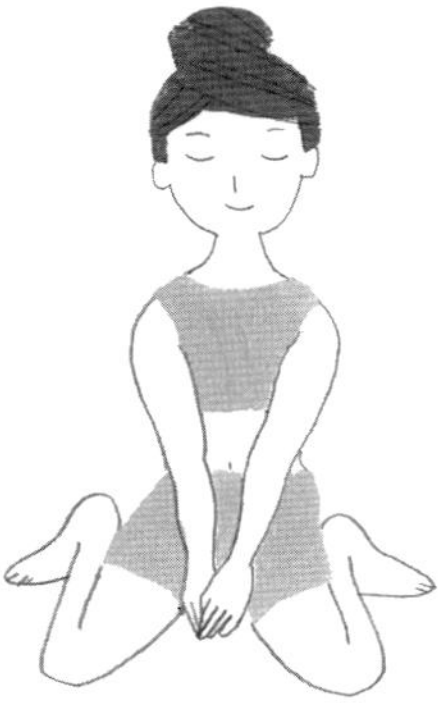

◆横座り

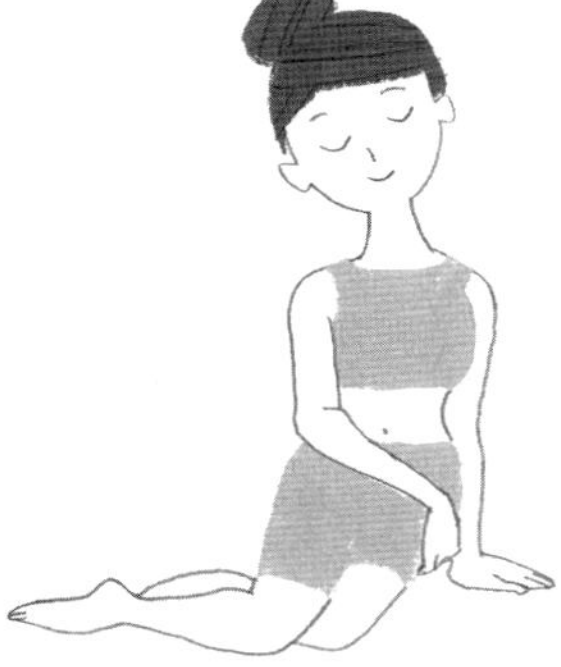

同様に脚を組む、アヒル座り、横座り（お姉さん座り）も骨盤をゆがめてしまいます。

◎立ち方：片脚重心になってしまう

待ち合わせをするときに壁にもたれかかって片脚を壁についてみたり、片方のつま先だけを地面に置いてみたりする。まるで雑誌のモデルさんのようなポーズで待っている人もよく見かけます。

◆モデル立ち

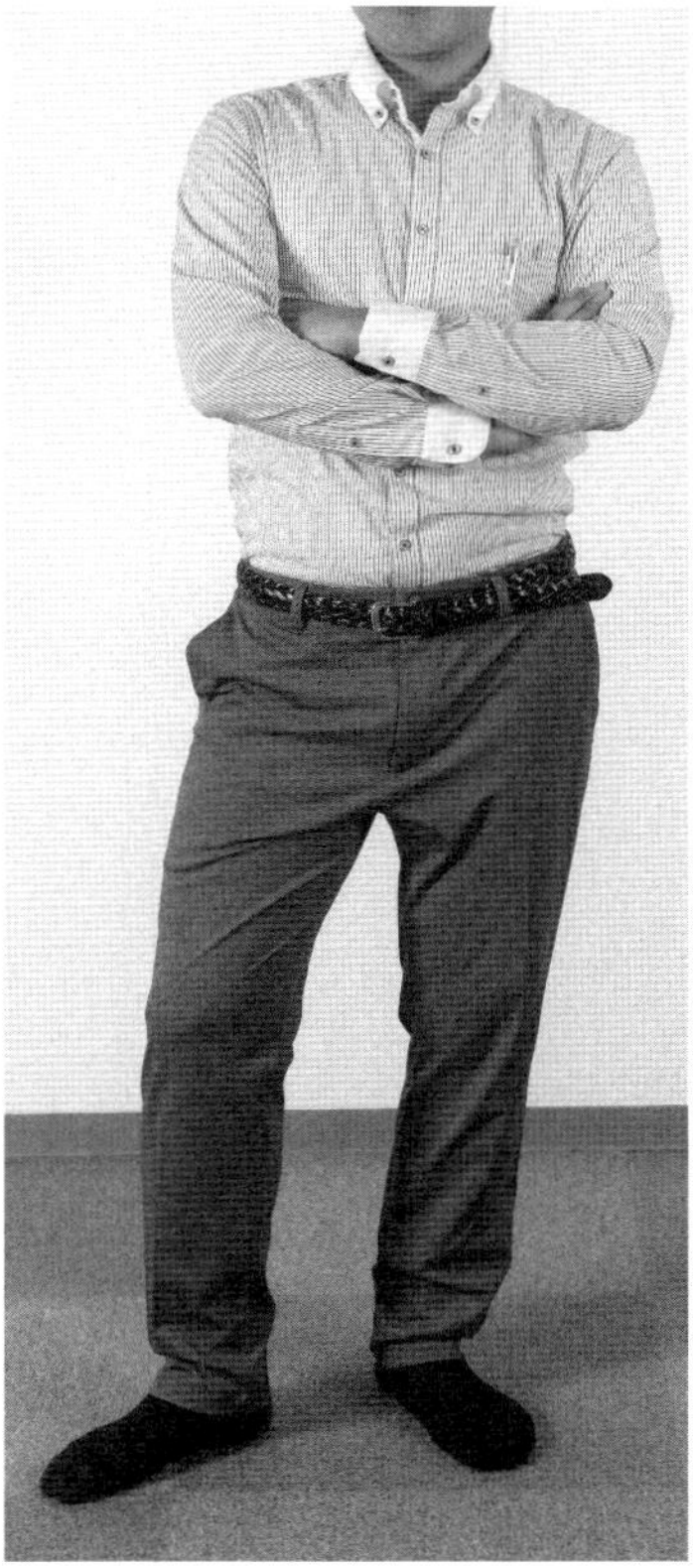

見た目は格好いいですが、片脚に重心がかかり、骨盤がゆがむ原因になる。

見た目にはカッコいいですが、残念ながら骨盤をゆがませます。小学生のころに「気を付け→休め」の流れで片脚を横に投げ出す姿勢がありましたが、あれも片方の脚に重心をかけた立ち方になります。

◎クセ：片方ばかりを使ってしまう

あなたは荷物を持つとき、どちらの手（腕）で持つでしょうか。

左右どちらでも構わないのですが、片方の腕ばかりで持っていると、空いている側ばかり使うため、動作が偏ってしまいます。利き手もあるので、そちらばかり使いがちにもなると思います。

このような日常のクセでも、骨盤は簡単にゆがんでしまいます。

◎9割の人の骨盤は左に捻じれている

このような細かい左右差まで挙げ出すとキリがありませんが、ここでは骨盤が簡単に

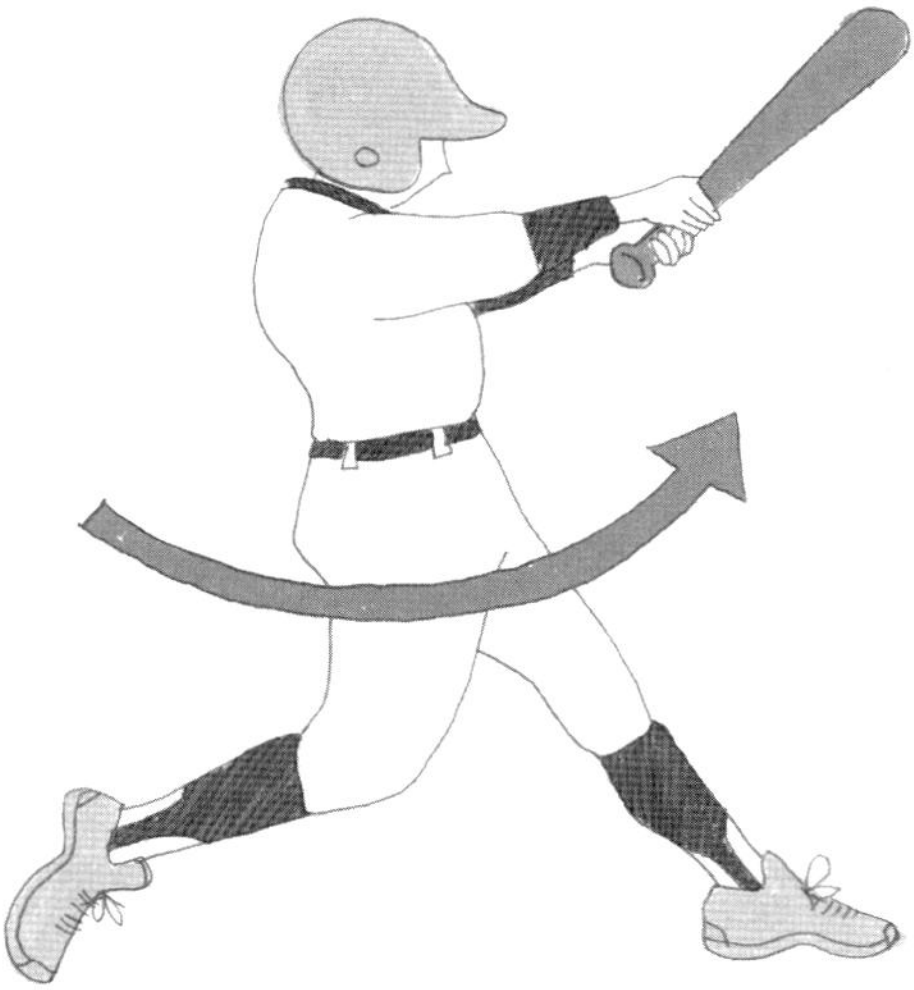

日本人の９割は右利き。そのため動作の方向から、ほとんどの人の骨盤は左に捻じれている。

ゆがんでしまうことを覚えておいてください。

また、ほとんどの人がゆがみ方としては共通で、左側に捻じれるようにゆがんでいます。典型的なパターンとして、野球で右打ちだと骨盤を左にひねるので、そちらに捻じれてゆがみます。サッカーでシュートする場合も同じです。

日本人の右利き率は約9割と言われています。またすでにお伝えしたような簡単にゆがんでしまう日常の習慣に加えて、利き腕の関係でほとんどの人が同じ方向にゆがんでいます。

しかし逆を言えば、歪み方が似通っているなら治し方もある程度は同じになります。次章では骨盤のゆがみを整え、骨盤を立てるストレッチをお伝えしますが、その前に簡単なセルフチェックで、自分自身の骨盤のゆがみ方を知っておきましょう。

1分でわかる！骨盤のゆがみセルフチェック

では、セルフチェックで自分の骨盤のゆがみ具合を見ていきます。

ステップはふたつです。できれば全身が映る鏡の前でやってみてください。

◎ステップ1：左右の骨盤の高さを調べる

まず、前の腰骨の位置を確かめます。

人差し指・中指・薬指の三本で、脚のつけ根の辺りを探してみてください。指が引っかかる出っぱりがあるはずです。それが腰骨です。
鏡を見て、左右の腰骨の高さは同じでしょうか。同じでなければ、ゆがんでいること
になります。

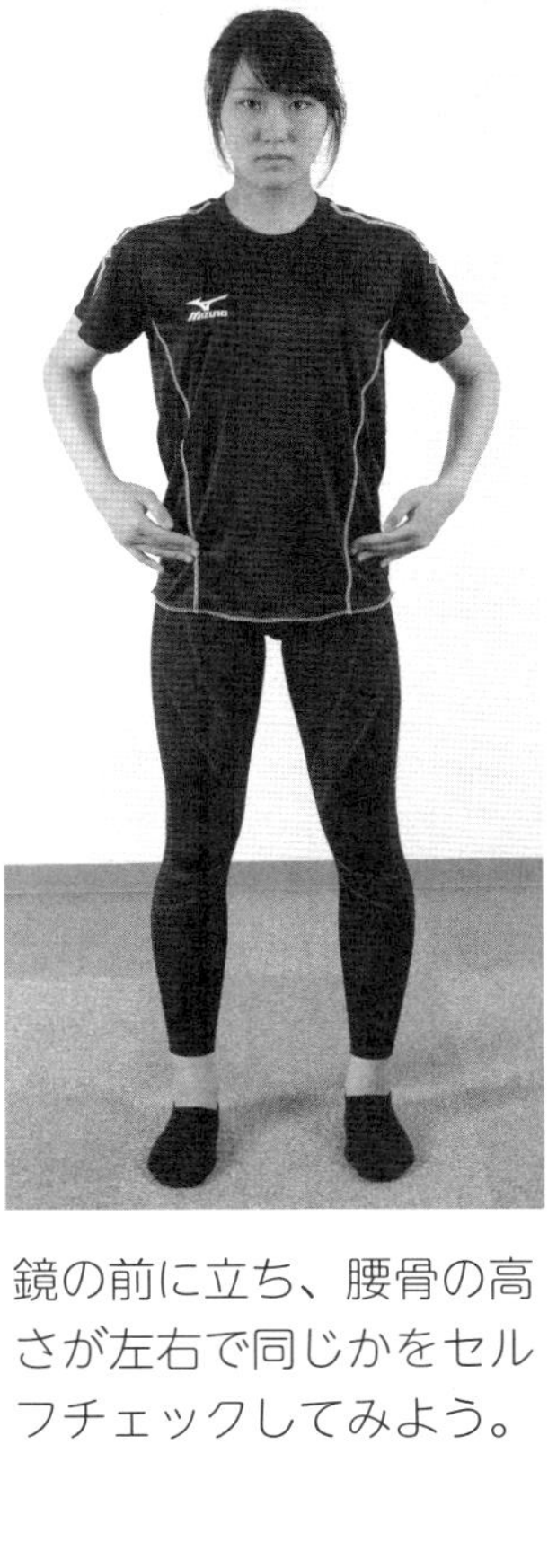

鏡の前に立ち、腰骨の高さが左右で同じかをセルフチェックしてみよう。

◎ステップ2：前後の骨盤の高さを調べる

次に、横を向いて後ろの腰骨の位置を確かめます。
ちょうど腰のところに指をあててみましょう。骨に指が当たると思います。それが
後ろの腰骨です。後ろがわかったら、今度は前との位置関係をチェックしてください。

どちらが低いでしょうか。

骨盤が正しい状態であれば、前後の腰骨は同じ高さになります。もしも前が低ければ骨盤は**「前傾」**していることになり、後ろが低ければ**「後傾」**しています。

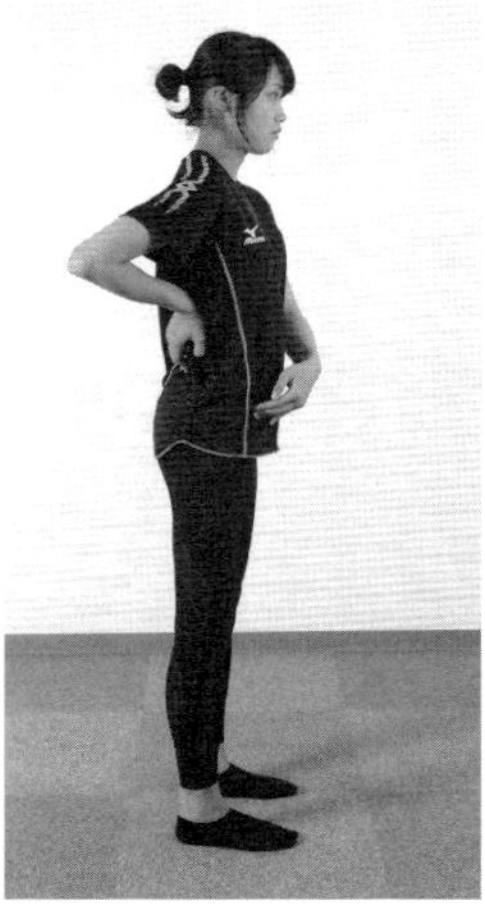

前の腰骨が低く、「前傾」の状態。

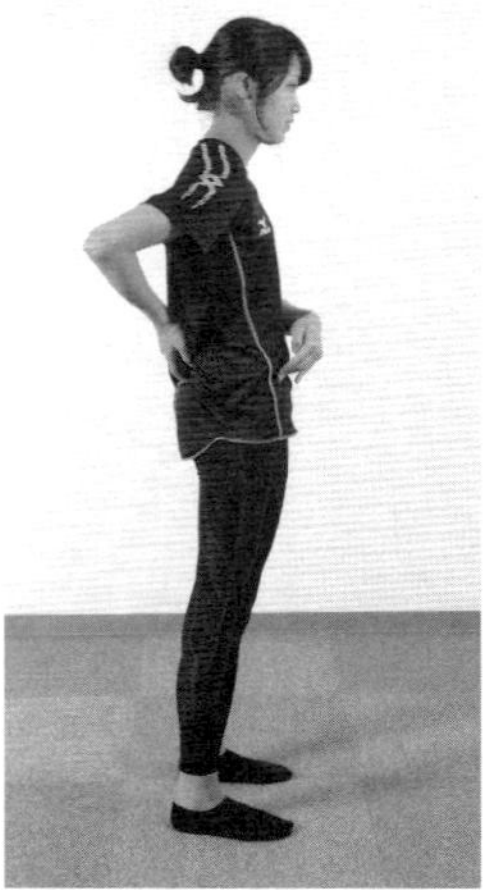

後ろが低く「後傾」の状態。

いかがでしょうか。

このように骨盤のゆがみは、自分で簡単にチェックできるのです。

可能であれば、付箋（ポストイット）を前後の腰骨に貼って、写真に撮ってみてください。どのくらいゆがんでいるかが明確になります。

また、このセルフチェックは裸のほうが自覚しやすいので、例えば風呂上りなどにやってみるといいでしょう（くれぐれも周囲の目にはご注意を）。

第4章

今日からあなたの健康をサポートする骨盤ストレッチ！

ストレッチできちんと効果を出すために

お待たせしました！　いよいよ骨盤を整えるストレッチをご紹介していきます。

これからお伝えするストレッチは、どれも自宅で簡単にできて、１回の分量も多くありません。暇があればやるようにしてください（最低でも一日1回）。

ただ、そのときに重要なことがひとつだけあります。


それは、**「目的をはっきりさせてやること」**です。


世の中にストレッチは様々あります。そのどれもが何かしらの効果があります。ですが、多くの人が勘違いしていることがあるのです。

それは「ポーズだけ真似している」「ポーズだけ真似すればいいと思っている」ことです。残念ながら、それでは効果がないばかりか疲れるだけです。ストレッチには**「目的と戦略」**が必要なのです。

せっかく本書をここまで読んでくださったのですから、ぜひとも骨盤ストレッチの効果を上げていただきたいと思っています。

難しいことを言うつもりはありません。

・何のためにそのストレッチをやっているのか？
・この目的のためにこの筋肉を伸ばしている

という意識を、実践するときに持っていただきたいだけです。

答えを言ってしまいましょう。**目的は、「骨盤を立てること」**です。そのためにこれからご紹介する骨盤ストレッチを実践してください。

骨盤を立てれば、股関節が正しく動きます。筋肉が機能して、骨盤が締まるようになります。結果、腰痛をはじめとした体の悩みが消えて、正しい体の使い方ができる準備が整い、健康的な老後を迎えられる可能性が高まるのです。

骨盤前傾の人の特徴・骨盤後傾の人の特徴

第3章の最後でセルフチェックをしていただきましたが、さらに骨盤が前傾している人・後傾している人の特徴も載せておきます。

ポイントは1点**「お尻が出っ張っているか、引っ込んでいるか」**です。

◇骨盤前傾の人の特徴5つ

・鏡で見ると、お尻が出っ張っている（ズボンの着脱時にお尻に引っかかる）
・太ももの前側の筋肉が硬い、もしくは前側の筋肉が盛り上がっている
・腰が反っている（反り腰）
・お腹が出っ張っている（ポッコリお腹）
・内股（もしくは内股気味）になっている

◇骨盤後傾の人の特徴5つ

・鏡で見ると、お尻がない印象を受ける
・太ももの裏側の筋肉が硬い
・腰が丸い
・膝が曲がって伸び切らない
・がに股（もしくは、がに股気味）になっている

◆骨盤後傾の人の５つの特徴

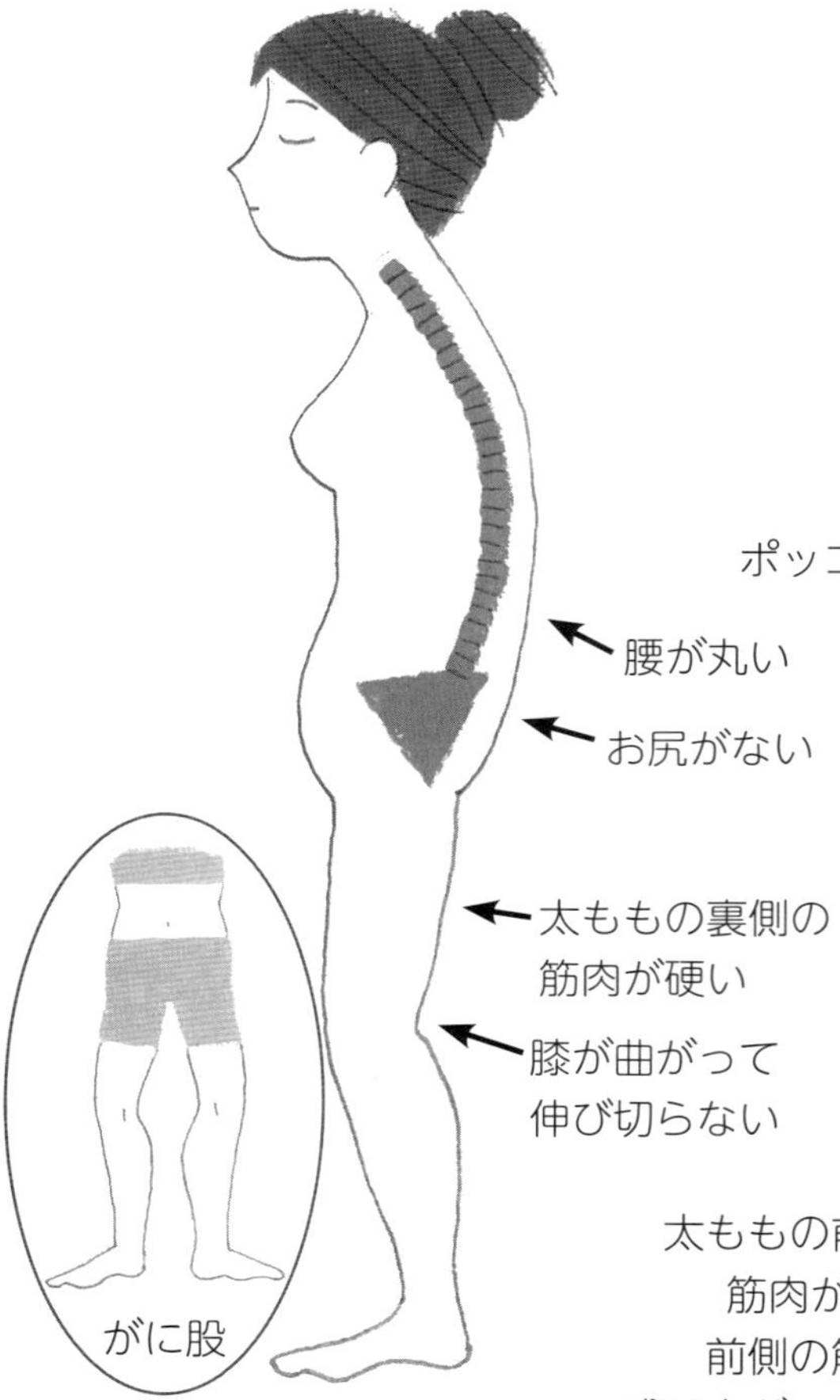

◆骨盤前傾の人の５つの特徴

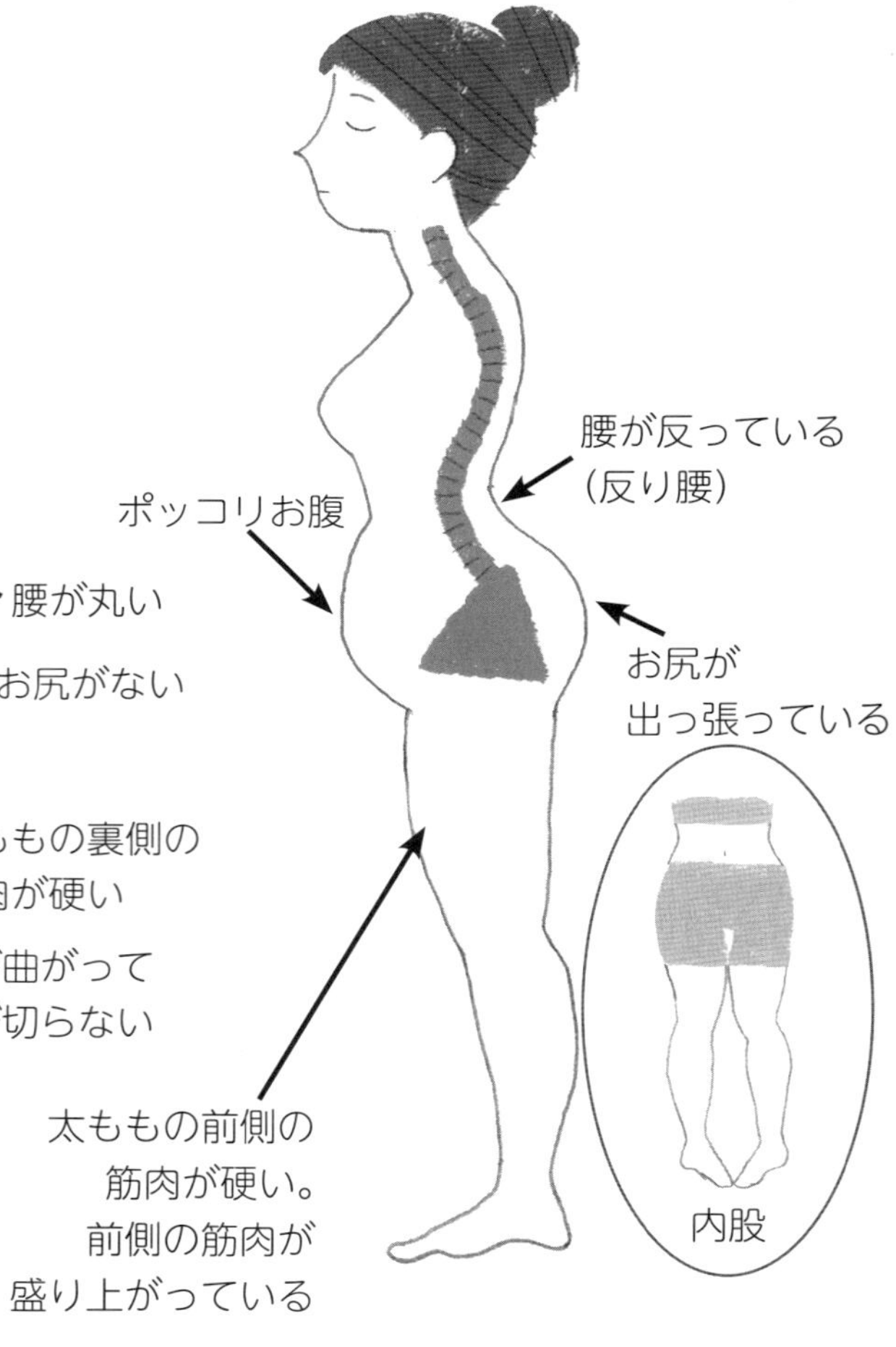

自分で確認が難しい人は、3章でおすすめした自撮り写真で確認してみてください。これからお伝えするストレッチをすると変化が起きますので、ビフォー／アフターを確認するためにもおすすめします。

骨盤を立てる7つのストレッチ

では、骨盤を整えるストレッチの説明です。全部で7つあります。前傾と後傾でそれぞれ分けていますが、前傾の人は、後傾の人用の「3.」「4.」もやって構いません。

①骨盤前傾の人のための「太もも前面伸ばし」

▼戦略

「短縮」が起きている太もも前面の筋肉（大腿四頭筋）を伸ばして、骨盤を自然に正しい位置へ誘導する

▼やり方

①立った姿勢から、右脚の甲を右手で持つ

②ふくらはぎが太ももの裏につく程度まで後ろに引き上げ、10秒キープする

※反対側も同様に行う

▼注意点

・高齢者は転倒防止のために壁や机につかまって行う

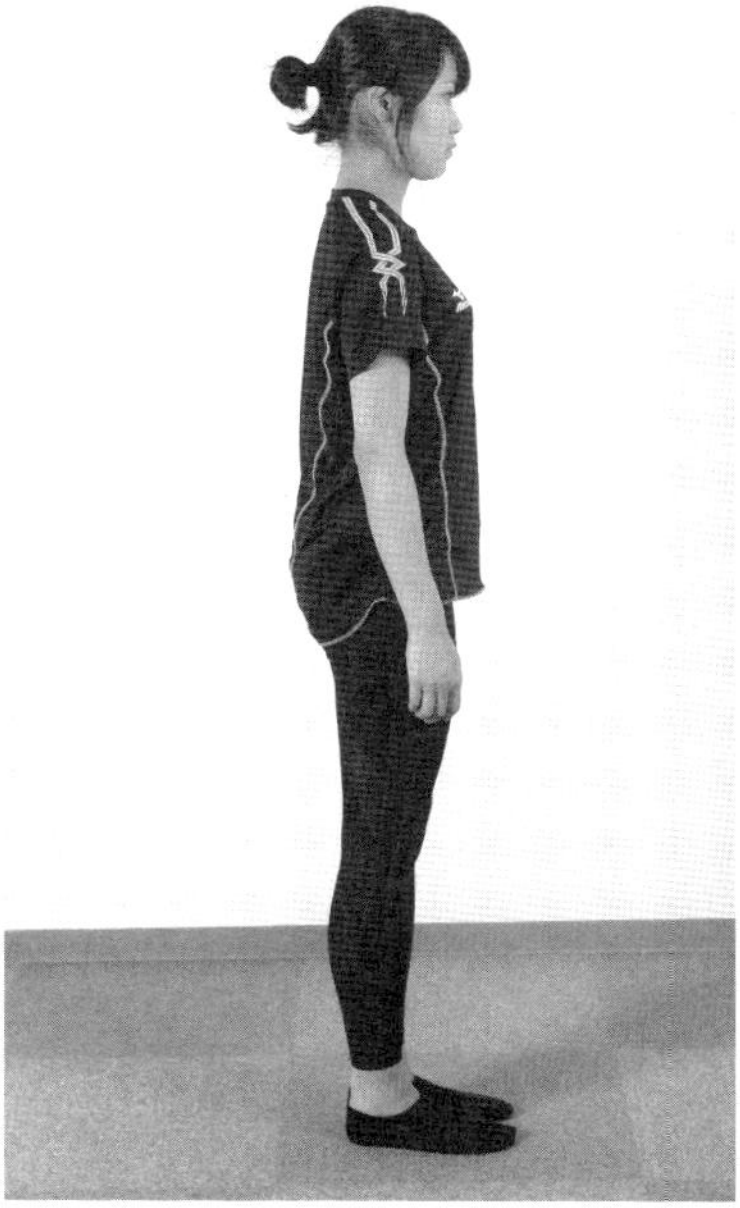

①まず自然な状態で立つ。

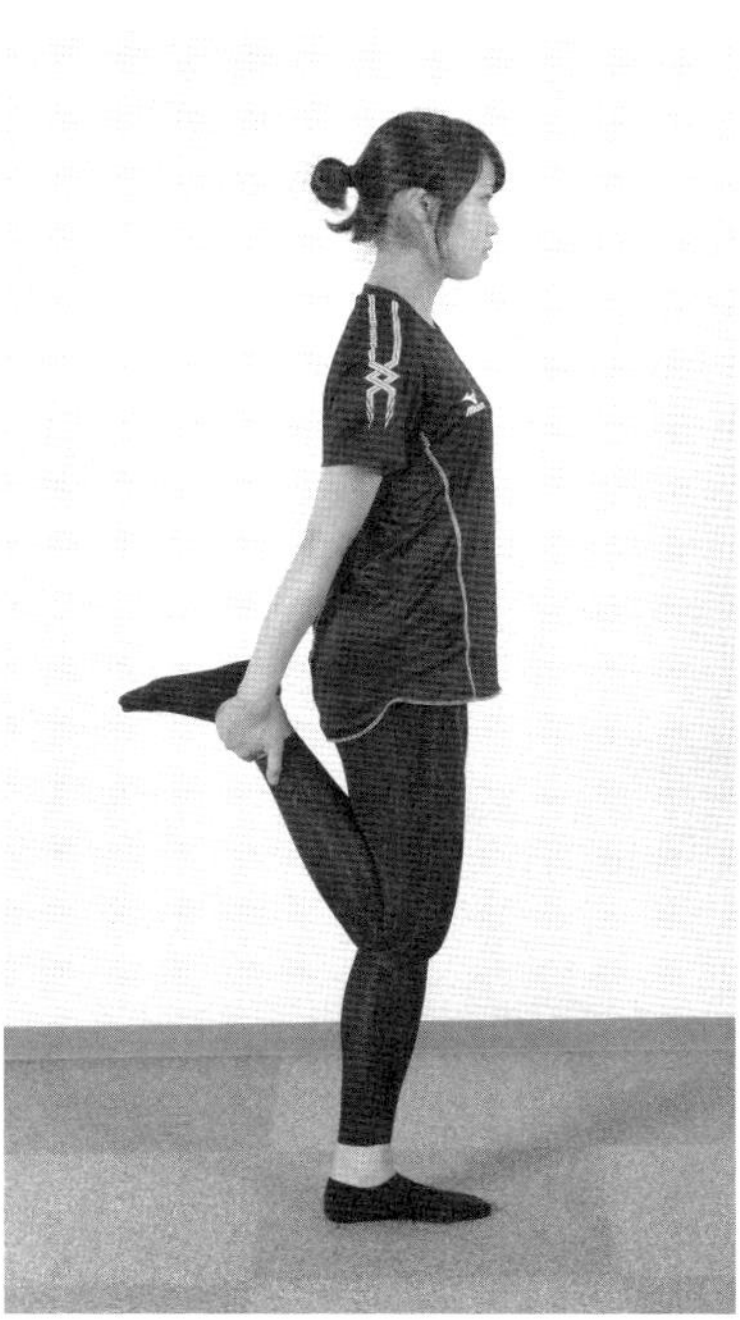

②右手で右足の甲を持ち、ふくらはぎを太ももの裏につくまで上げて 10 秒間保つ。

②骨盤前傾の人のための「股関節前面伸ばし」

▼戦略

「短縮」が起きている股関節周辺の筋肉（腸腰筋）を伸ばして、骨盤を自然に正しい位置へ誘導する

▼やり方

①右膝を床について、左脚は前面に出して膝を曲げる。

②左膝の上に両手のひらを重ねて乗せ、腰を落として体重を前方にかる。右脚の股関節前面の筋肉を伸ばして10秒キープする

※反対側も同様に行う

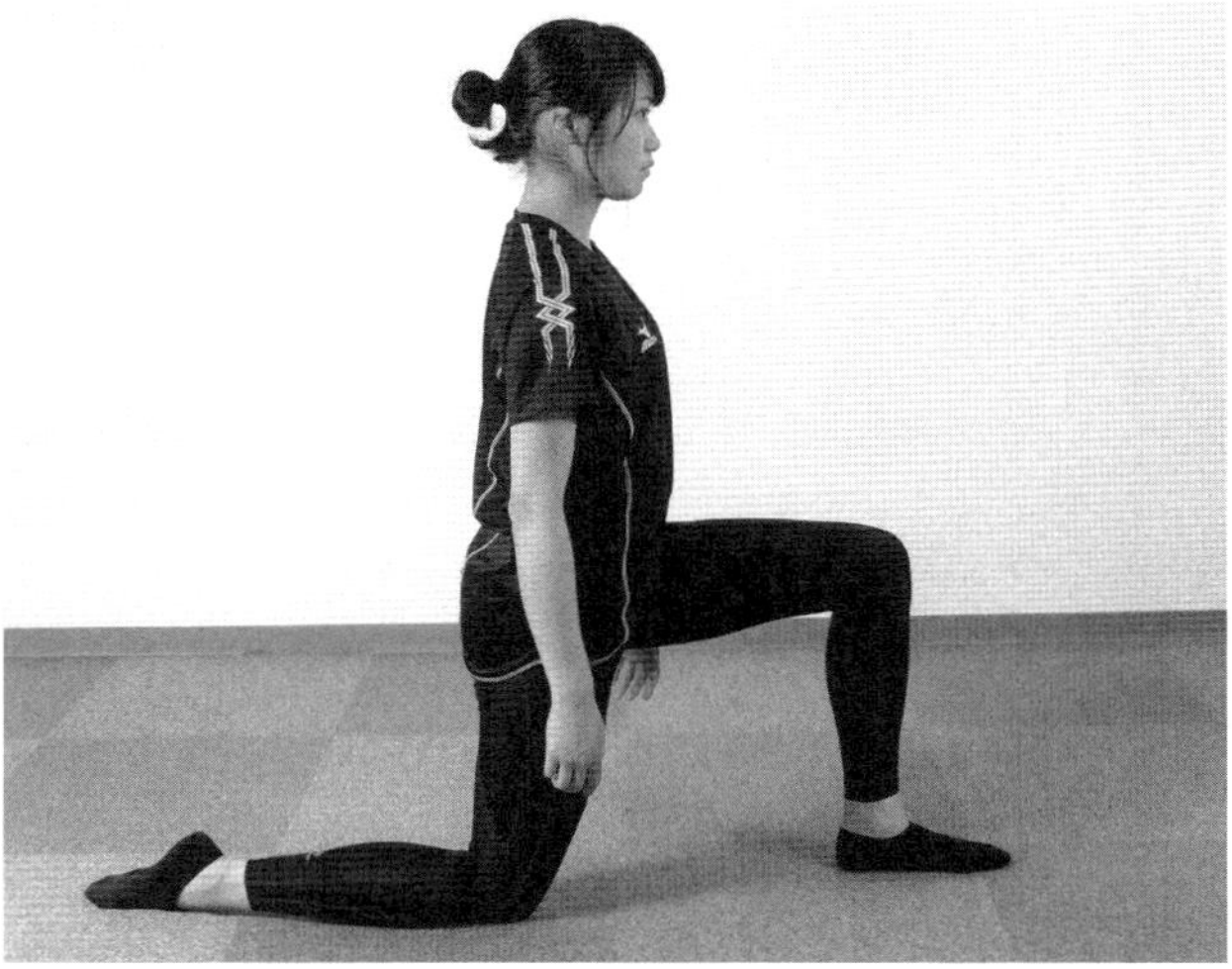

①右膝を床につけ、左脚を前にして 90 度に曲げる。

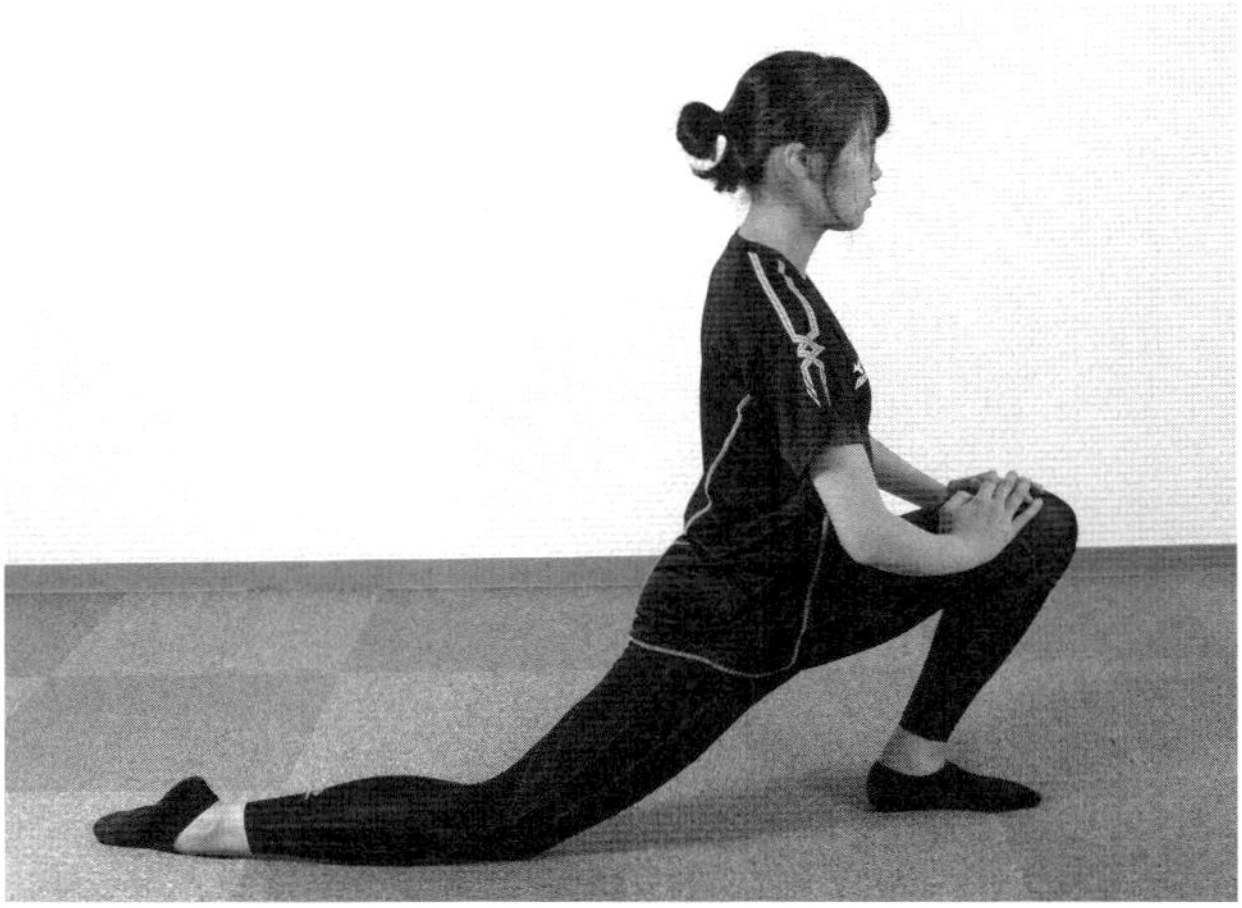

②左膝の上に手のひらを重ねて乗せ、体重をかけて、
右脚股関節前面の筋肉を伸ばした状態を 10 秒間保つ。

③骨盤後傾の人のための「太もも後面伸ばし」

▼戦略

「短縮」が起きている太もも後面の筋肉（ハムストリングス）を伸ばして、骨盤を自然に正しい位置へ誘導する

▼やり方

①イスに浅く腰掛け、右脚を前に伸ばす

②右膝の上に両手のひらを重ね、下に向かって圧力をかけて10秒キープする。太ももの裏側の筋肉が伸びていることを感じながら行う

※反対側も同様に行う

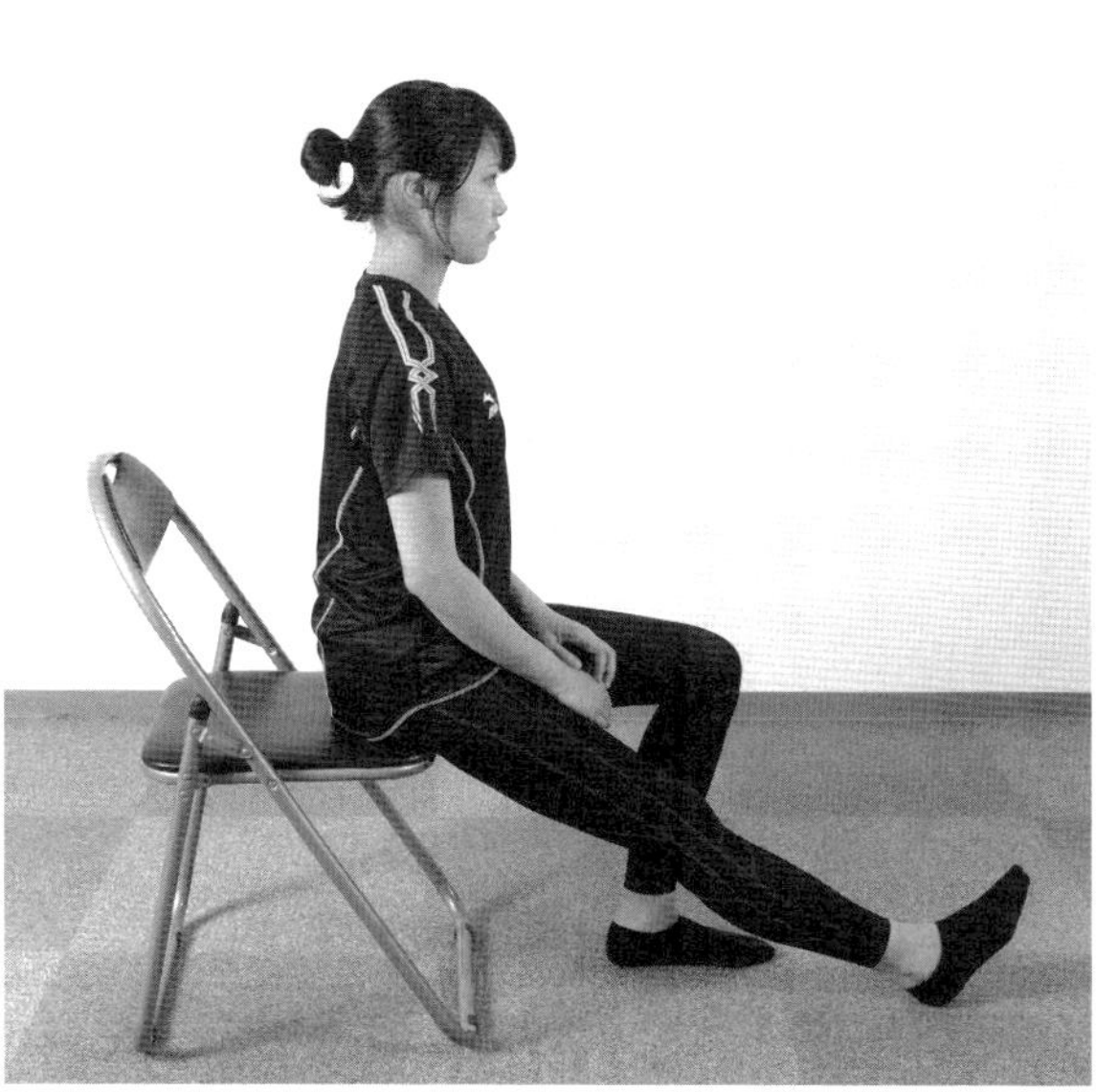

①イスの前端に浅く腰掛けて、右脚を前に伸ばす。

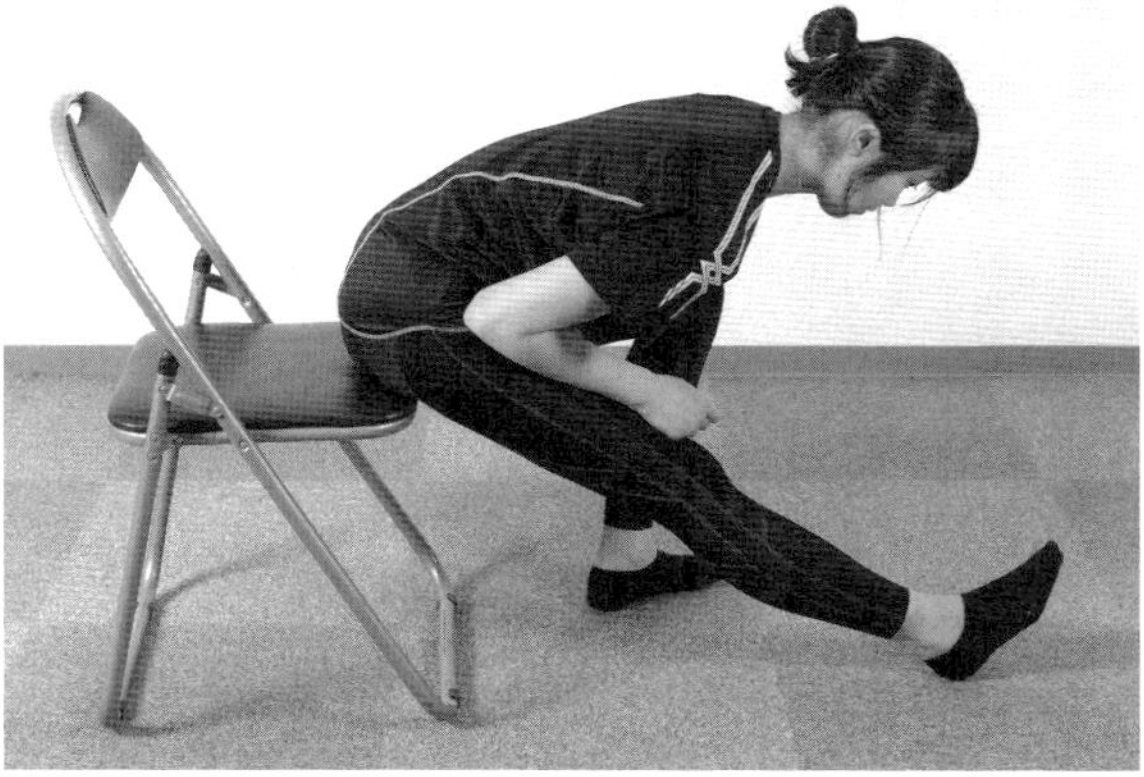

②右膝に手のひらを重ねて乗せ、体重をかけた状態を 10 秒間保つ。この時、太ももの裏側の筋肉が伸びている感じが大事。

④骨盤後傾の人のための「お尻持ち上げ」

▼戦略

「短縮」が起きている太もも後面の筋肉（ハムストリングス）を伸ばして、骨盤を自然に正しい位置へ誘導する

▼やり方

①肩幅より少し脚を狭めて立った姿勢から、前かがみになって両手を膝裏に回す。その状態のままイスの前端に腰掛ける

②膝を抱えた姿勢のまま、お尻をできるだけ持ち上げる。太ももの裏側に張りを感じる辺りまで持ち上げたところで10秒キープする

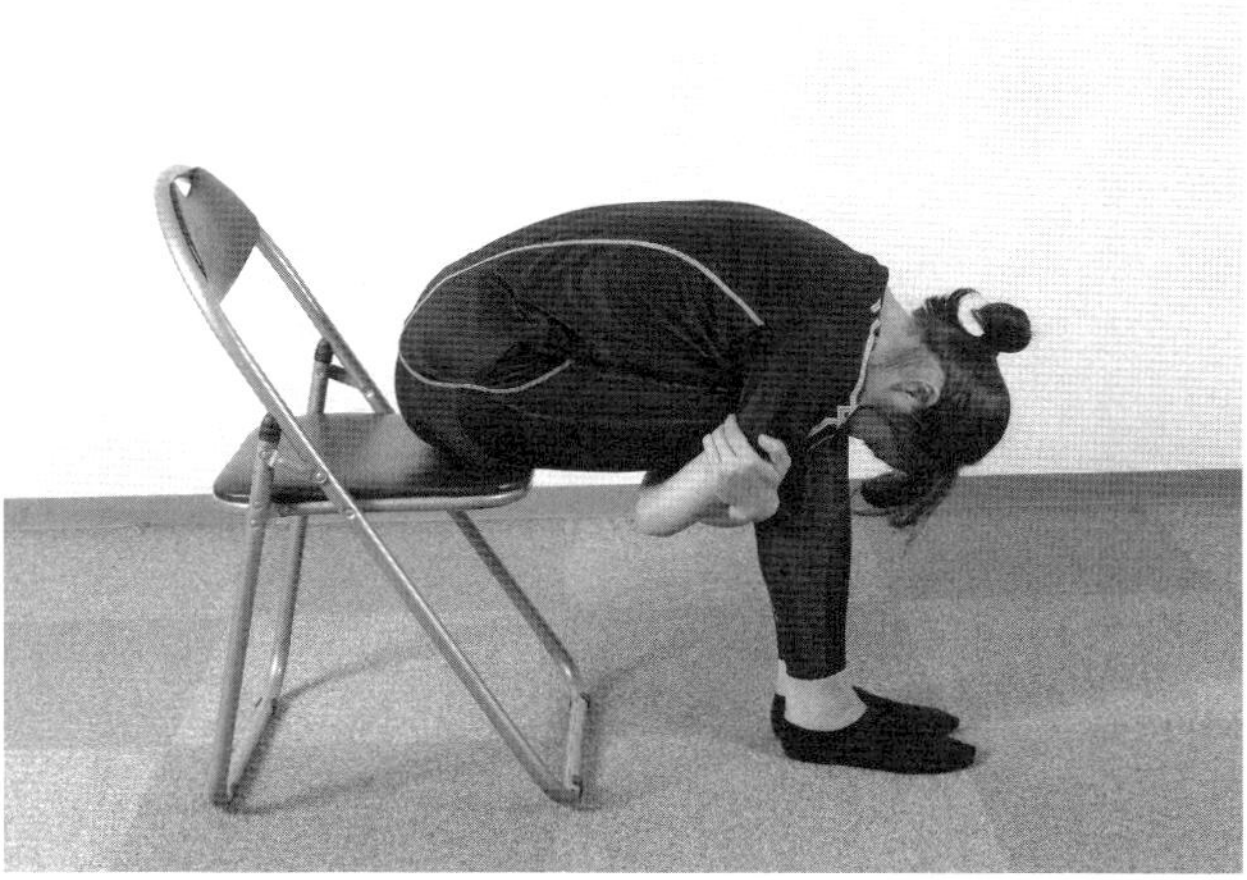

①両足を肩幅より少し狭くして立って前かがみになり、両手を膝の裏にまわし、その状態のままイスの前端に腰掛ける。

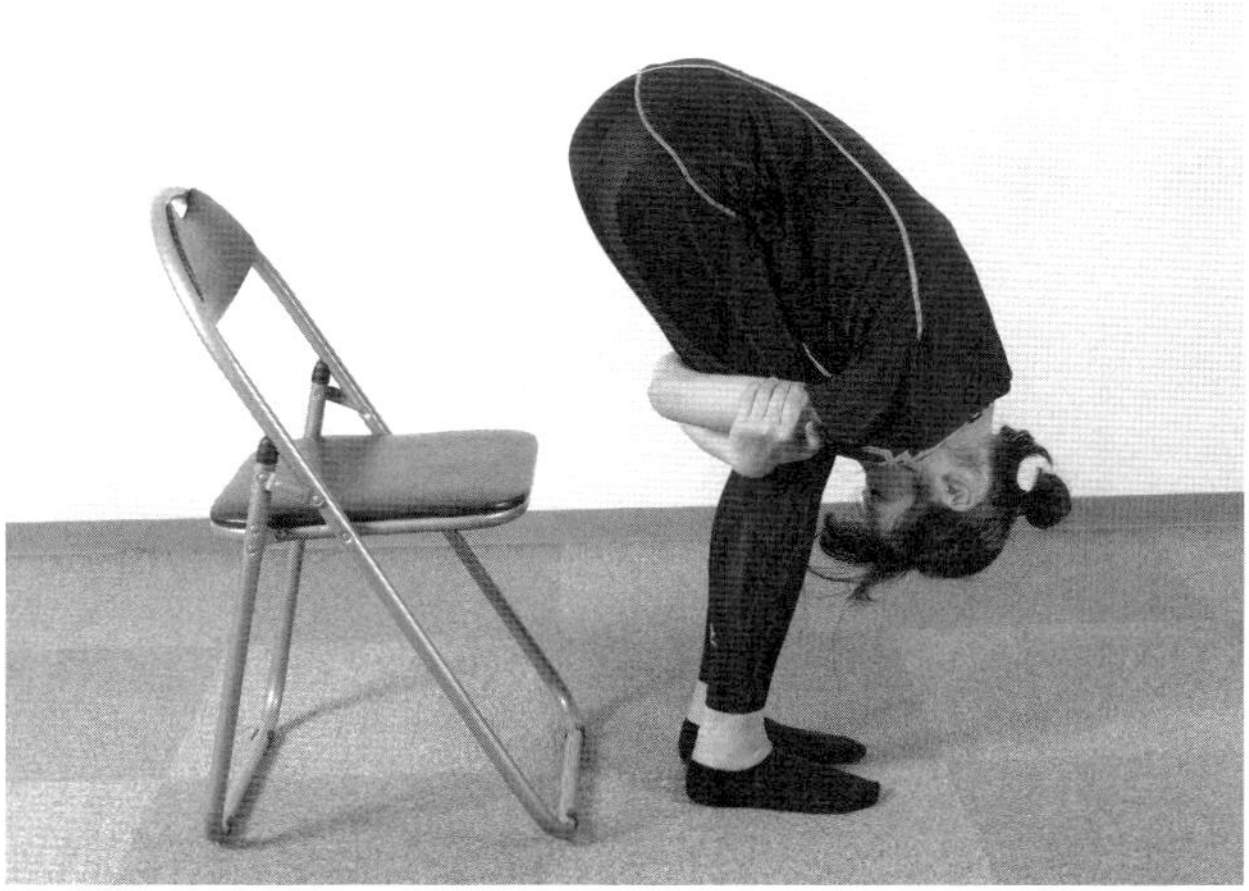

②膝を抱えたまま太ももの裏に張りを感じるまで、お尻を持ち上げる。

⑤骨盤底筋を動かすための「股割り」

▼戦略

股を開くことで左右の坐骨を強制的に開かせ、意識しながら股を寄せることで坐骨を締める

▼やり方

①まず、脚を肩幅より広めて立った姿勢をとる。

②股を割るイメージで膝を曲げて10秒キープする。坐骨結節を意識しながら、股を締めるイメージで①の姿勢に戻る

▼注意点

・難しい場合は指で坐骨結節（3章で説明）に指で触れて意識する

・背筋を伸ばした状態で行う（背中を曲げない）

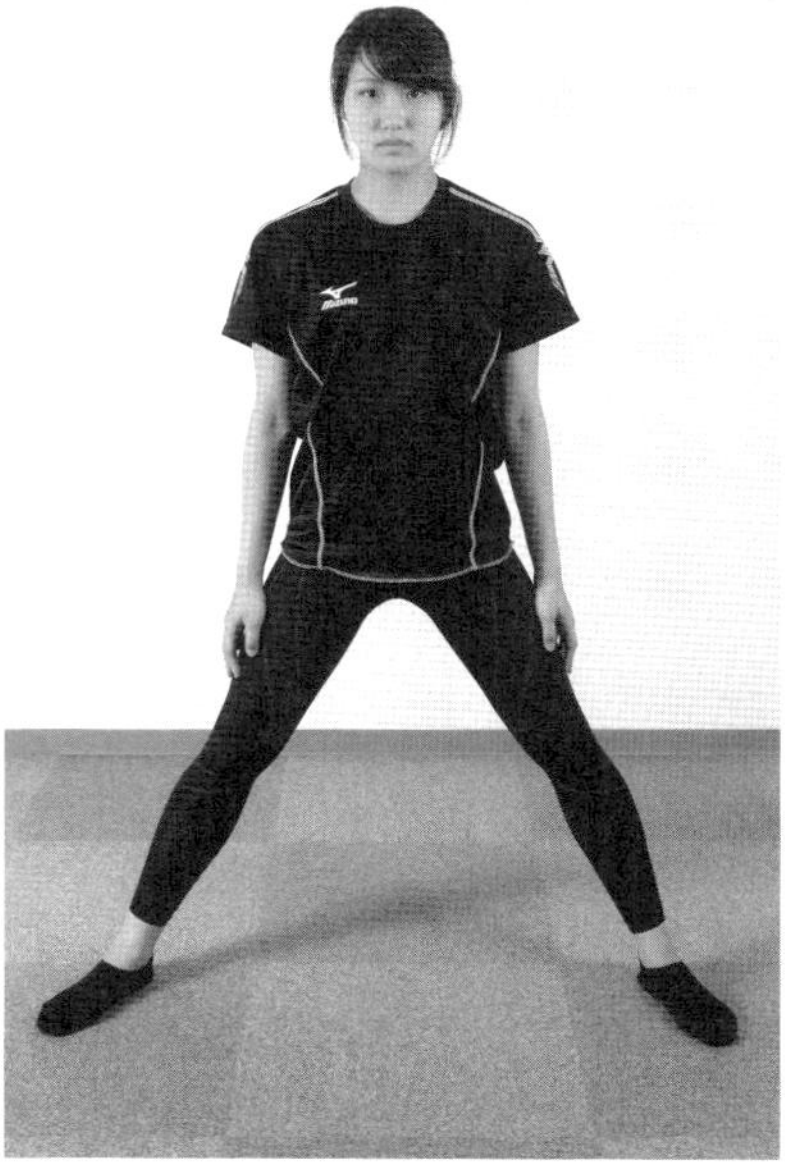

①両脚を肩幅より広く広げた姿勢をとる。

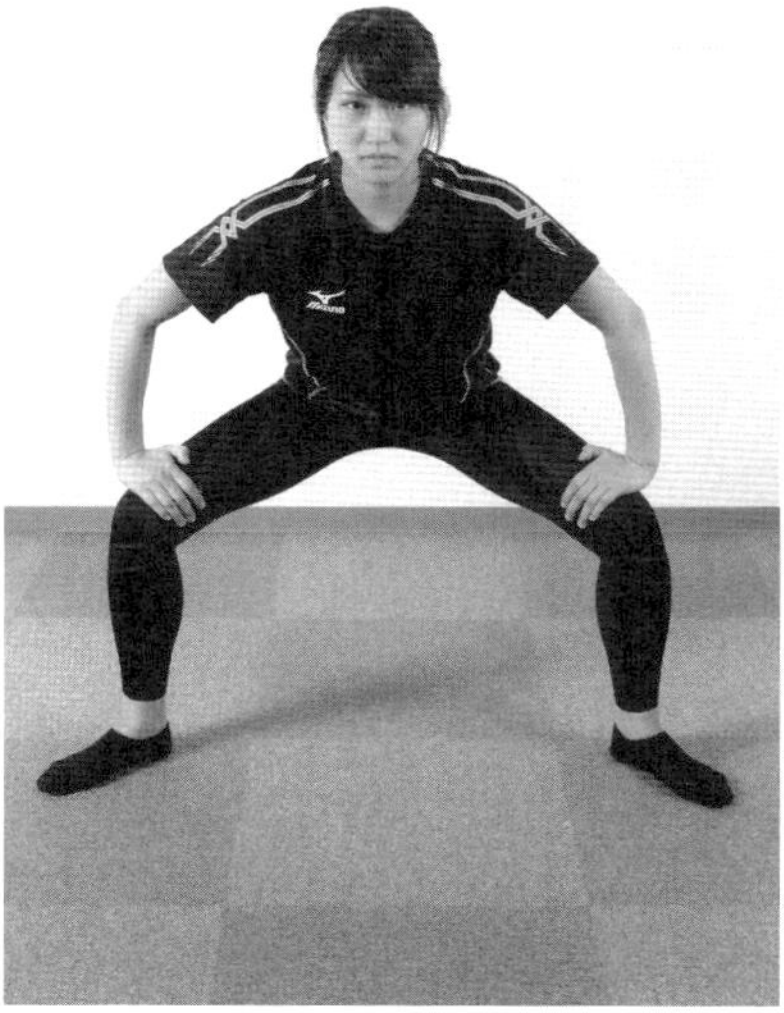

②坐骨結節を意識して股を締めるイメージで膝を曲げ10秒間保ち、①の姿勢に戻り、この動作を繰り返す。

⑥出っ尻とサヨナラするための「腸腰筋シェイク」

▼戦略

腸腰筋を鍛え、「骨盤を立たせた状態」を筋肉で作る

▼やり方

①膝を軽く曲げ、腰に手を当てた状態でお尻を後ろに突き出す

②腰だけを動かして、ゆっくりとお尻を引っ込める。①と②を10往復する

▼注意点

・膝は曲げっぱなしにして動かさない（骨盤だけを動かす）

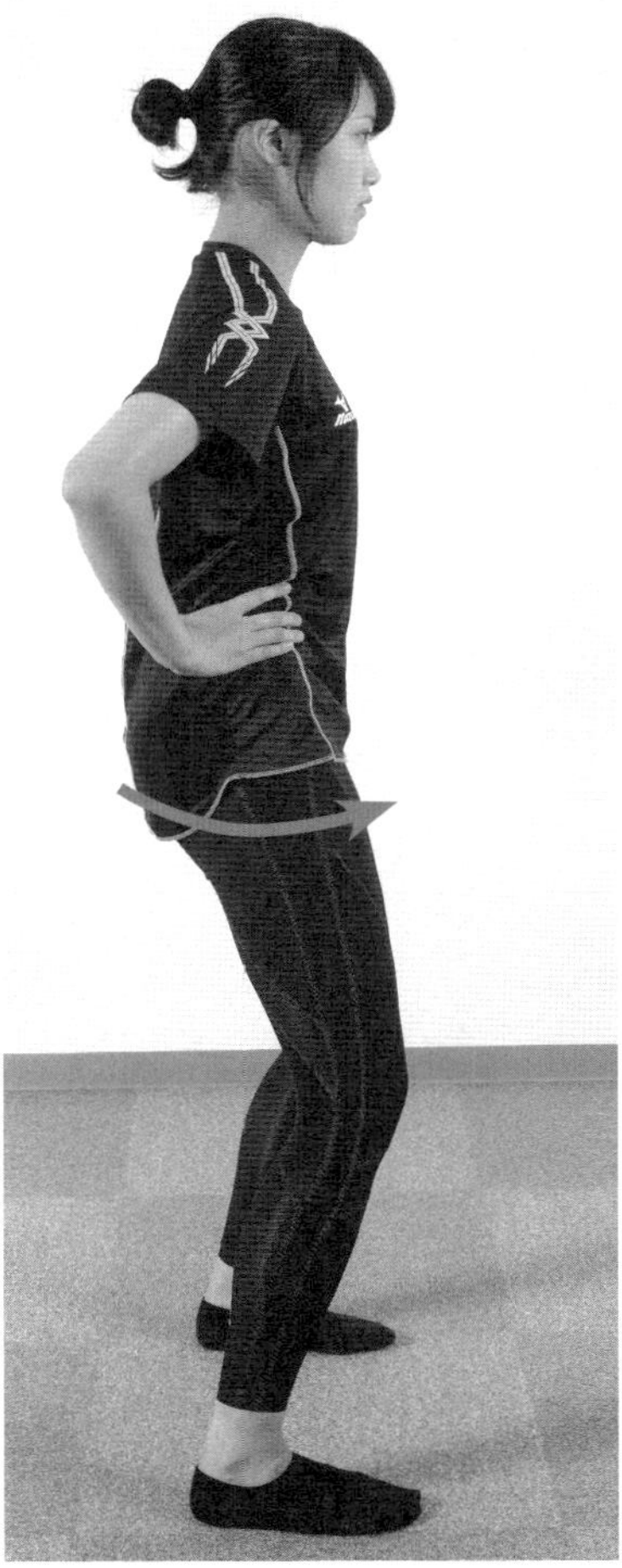

②腰だけを動かして、お尻を前に戻す。この動作を 10 往復繰り返す。

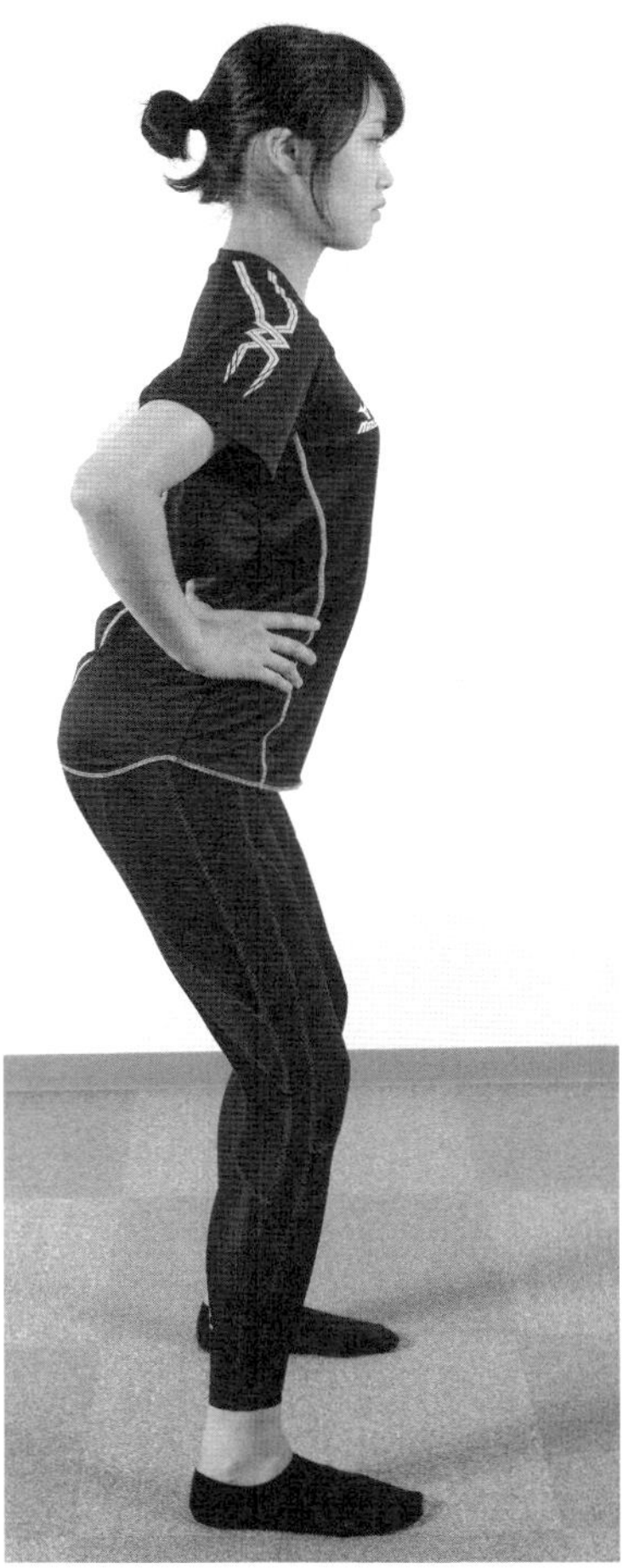

①腰に手を当て、膝を軽く曲げてお尻を後ろに突き出す。

⑦捻じれた骨盤を元に戻す「逆ひねり」

▼戦略

片側に捻じれている骨盤を、逆の動きで元に戻す

▼やり方

①鏡（姿見）に背を向けて立ち、胸の前で手を組み、肩の力をできるだけ抜く

②ゆっくり右側（時計回り）に体をひねり、鏡の自分と目が合ったら①に戻る。①と②を10回ほど繰り返す

▼注意点

・両脚の裏を床から浮かせない（行けるところまでで構わない）

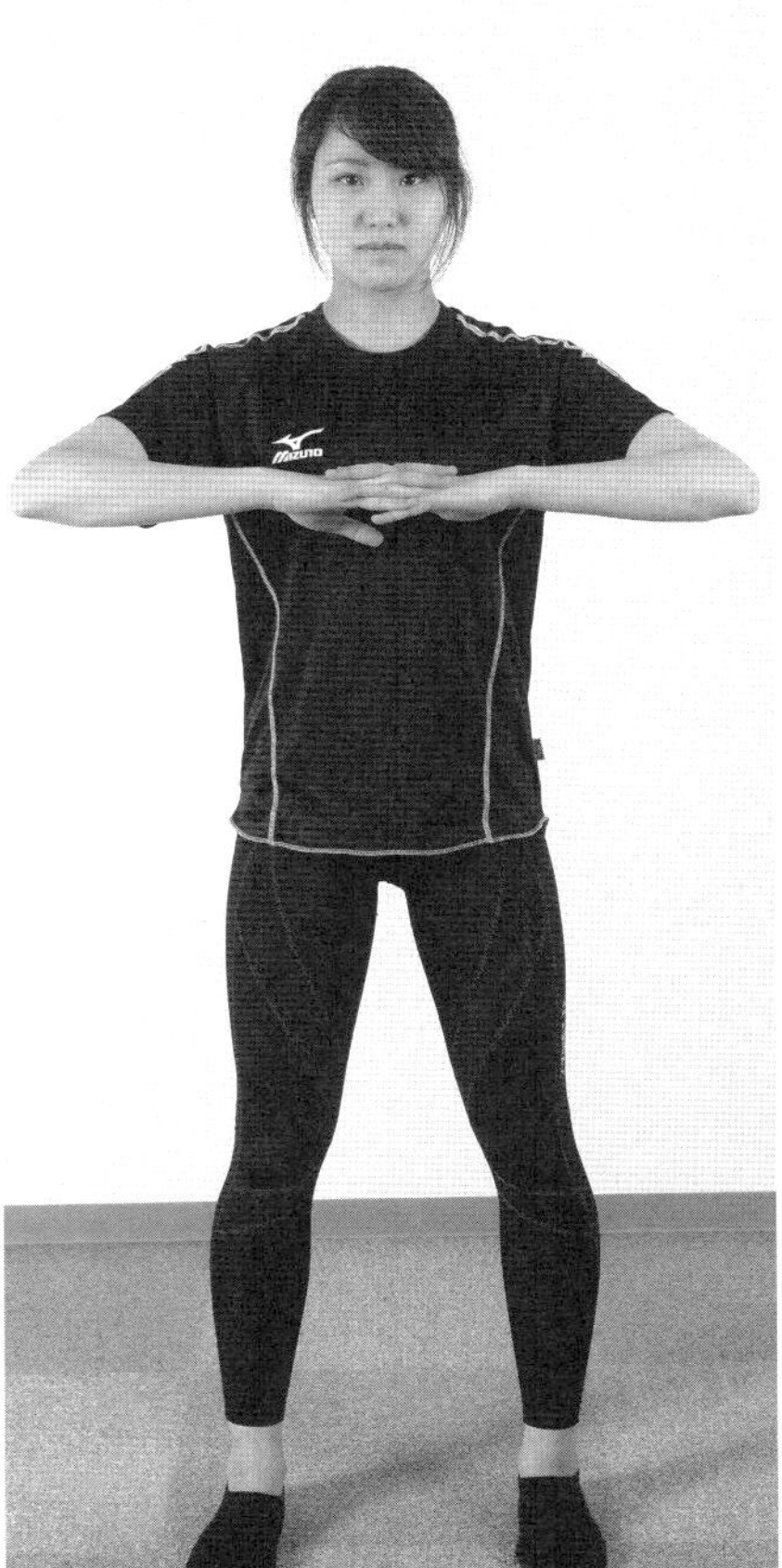

①鏡に背を向けて立ち、胸の前で両手を組む。

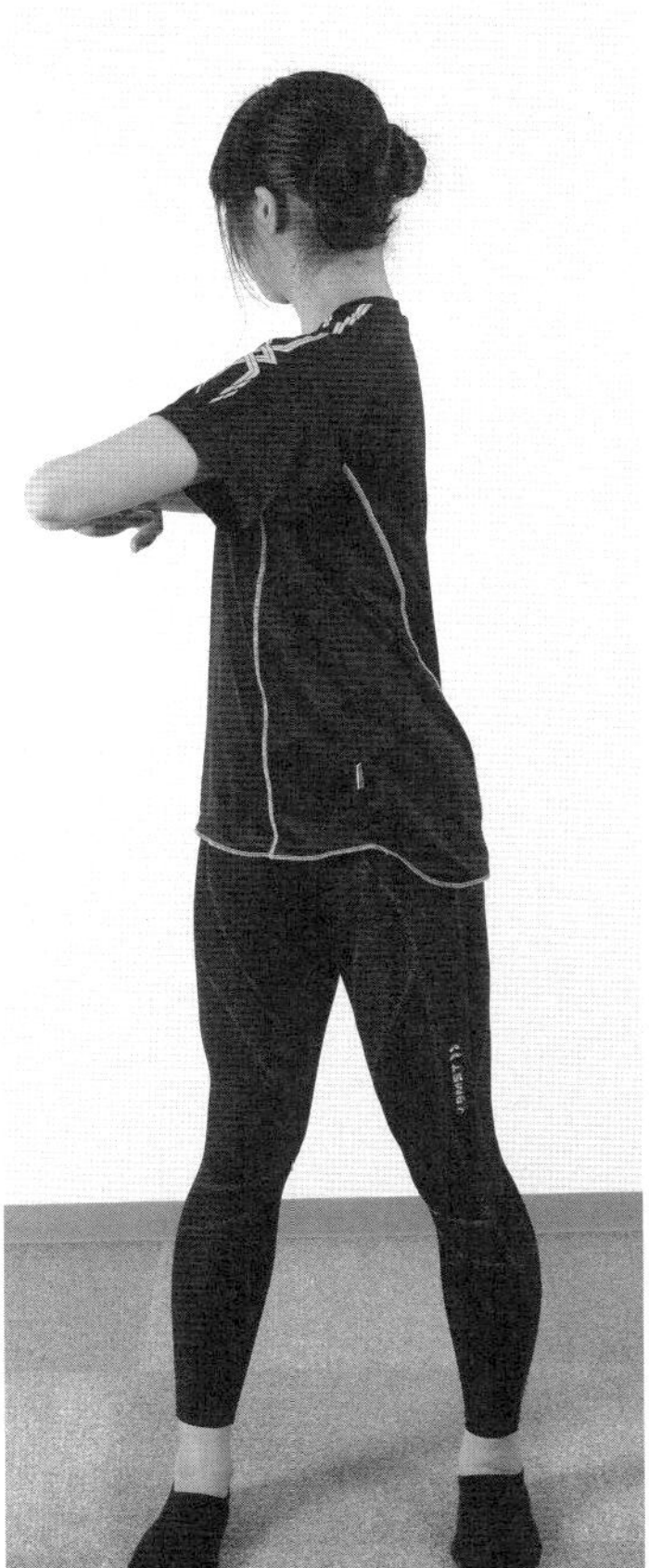

②右側にゆっくりと上半身をひねり、鏡と向き合ったら、①に戻る。この動作を 10 回繰り返す。

【番外】今すぐ何とかしたい腰痛からの緊急回避「ウエスト揉み」

▼目的

すぐに病院やマッサージへ行けない状態で腰痛になったときに緊急回避する

▼やり方

①両手の親指と人差し指でL字を作る

②ウエストに両手を当て、通常の握力で1分ほど揉んで、筋肉をほぐす

▼注意点

・痛いところ（患部）は触らない

・あくまでも緊急回避のため、痛みが軽くなったあとは安静にしておく

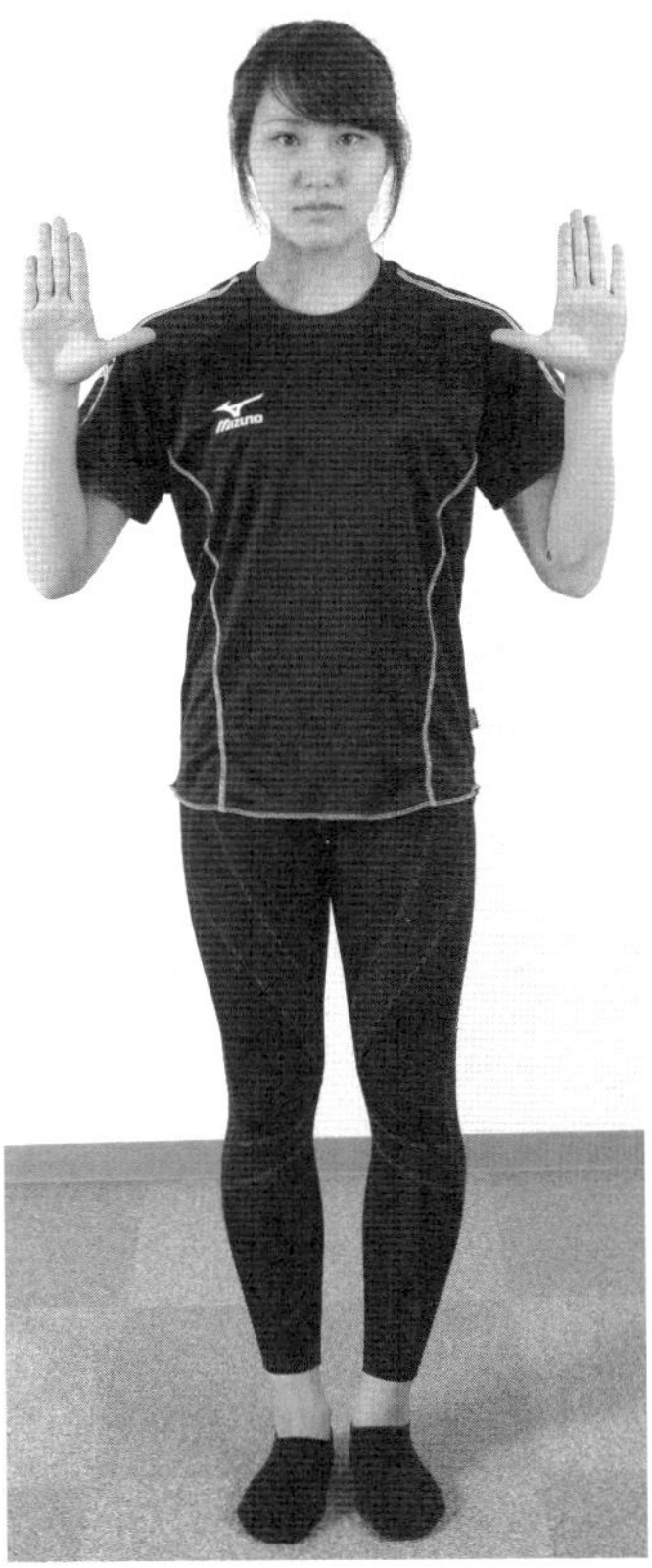

①まず両手でそれぞれＬ字を作る。

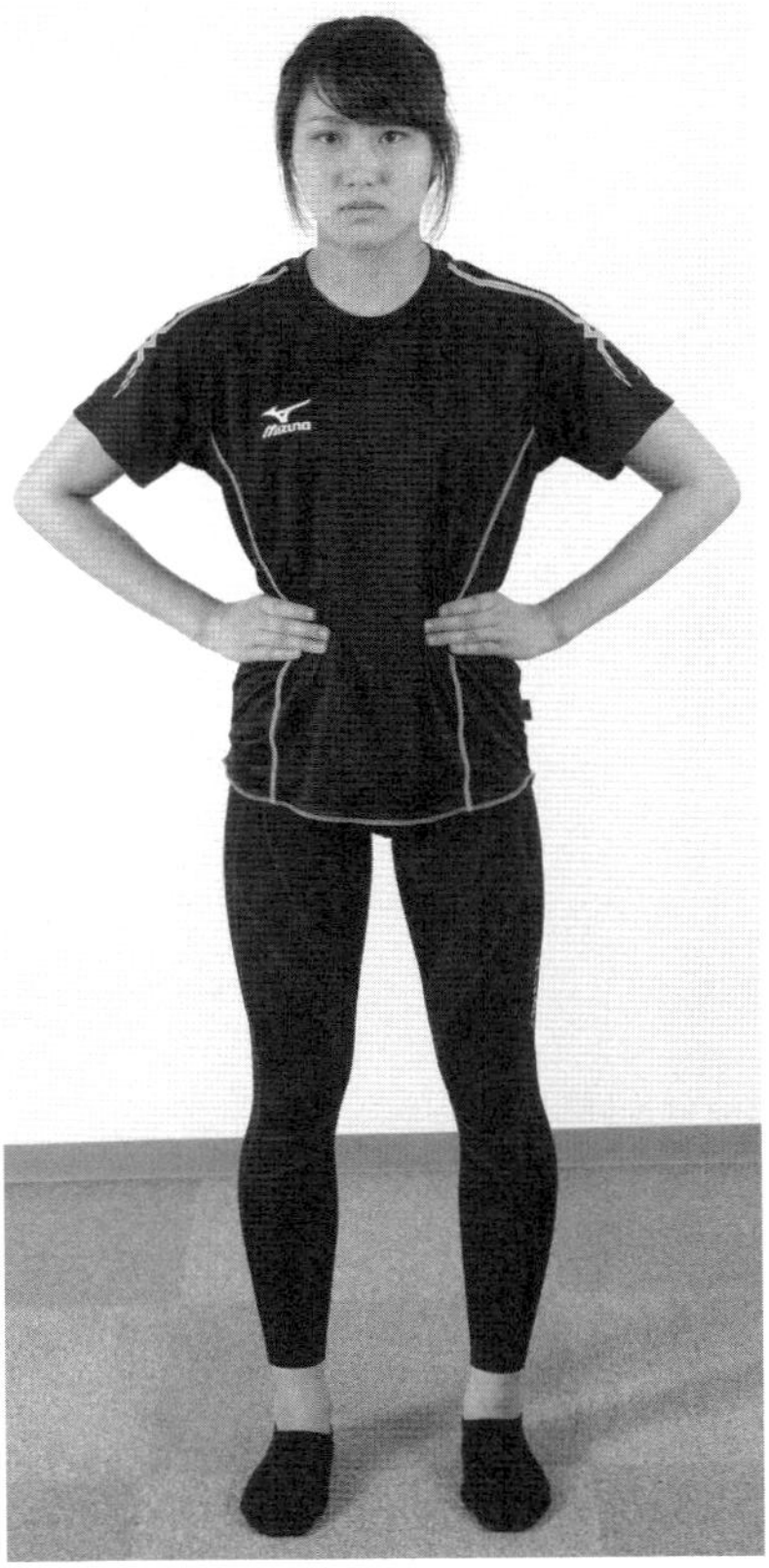

②それをウエストに当て、通常の握力で１分ほど揉む。

ぎっくり腰でも方法を知っていれば自力で対処できる：私の体験談

7つのストレッチ＋緊急回避に加えてもうひとつ、困ったときの対処法をつい最近起きた私のぎっくり腰のエピソードとともにお伝えしておきましょう。

本書を執筆している2018年の春、**私は生まれて初めてぎっくり腰を経験しました。**

「体の専門家なのにぎっくり腰になるの？」と思われるかもしれません。

実は私は、子どものころからひどいねこ背で苦しみ、そこから派生する様々な体の不調に苦しみました。夢だった野球選手という将来もあきらめ、大学病院や整形外科を転々とする日々。しかしその苦しみがあったからこそ、同じ苦しみを味わう患者さんを救うために治療家としての道を歩むことができました。

ただ、いくら専門家とはいえ私も人間です。生活習慣で骨盤もゆがみます。もちろん、その解除方法は熟知していますが、環境が大きく変わることで限界値を一気に超えてしまうことはあるのです。

◎朝起きると腰に激痛が！

私が生まれて初めてぎっくり腰になったのは、仕事で沖縄へ行った翌朝のことでした。直接のきっかけはわかりませんが、「普段とは違う場所」だったことも関係しているかもしれません。

朝、民宿の布団で目覚めた瞬間に「あ、ヤバいかも」と思いました。腰に激痛が走り、すぐにぎっくり腰だと診断できました。

でも私は仕事で沖縄を訪れていたので、このまま寝ているわけにはいきませんでした。そこで「ぎっくり腰の対処法」を実践しました。

何をしたかというと、**動かしても痛くない体勢を探したのです。**私の場合、右側の腰が痛かったので、落ち着いてゆっくりと体位を変えて左側から起きるようにしました。

◎まずは痛くない部分を探す

布団から出てシャワーやトイレに行くときも同じように、痛みが出ないところを探して座ったり立ったり、物を取ったり、着替えをしたりしました。

もちろん、普段のように俊敏で滑らかな動きはできませんでした。ですが、痛みがないところを探して、痛みが出ないように動作を行うことはできたのです。

そして仕事です。その日の仕事は講演で、一日中立って話をする必要がありました。「体の専門家なのに、今朝、ぎっくり腰になりまして……」と笑いを取りつつ、それでも無事に話しきることができました。

さらに翌日は、あとから来た家族へのサービスデーでした。もちろん腰の痛みは続いていましたが、これも無事にこなすことができました。

◎「自分でできる」という認識を持つ

ぎっくり腰の場合、痛みを我慢して普通に起きてはいけません。というか、起きられないと思います。できればそのまま安静にしていたほうがベターです。

でも、考えてみてください。普通は生活がありますから、ずっと寝ているわけにはいかないですよね。仮に仕事を休めたとしても、トイレに行ったり食事をしたり、という日常の動作は必要になります。

そんなときに、ずっと寝ているのでも痛みを我慢して動くのでもなく、痛くない体勢を探して、痛みが出ない動き方をすることはとても重要なことなのです。

私のところにも、電話で「ぎっくり腰で動けないので、来てほしい」という患者さんからの電話があります。そのときに私は患者さんに必ずこうたずねます。

「どうすれば痛みが出ずに起きられますか？」

すると患者さんはこう答えます。「どう動かしても痛い！」

本来は動かしても痛くないポジションがあるはずです。ただちょっとした動きで強烈な痛みを感じると、どうしても人は「どう動かしても痛い」という印象を持ってしまうのです。

だからこそ、**私たち整体師がぎっくり腰の患者さんに対してまずやることは「自力で起こすこと」なのです。**

もちろん痛みを緩和するには安静にして寝ていることも大切ですが、それでは先に進めません。本人が自力で起きられるようにサポートが必要になります。どこが痛くて、どこが痛くないか。右側が痛ければ、左側を上にして起こせば起きられたりします。中には、うつ伏せのほうが起きやすい場合もあります。人それぞれの症状に拠ります。

大切なのは、「自力で起きられる」という認識を患者さんに持っていただくことです。だから痛くない場所をたずねて自力で起きていただくのです。痛くても動かせ、自力で起きられる認識が生まれれば、患者さんは自然と自分でやろうとします。

これもひとつの治療の方法なのです。

パニック障害の飛行機パイロットを快復させた「認知行動療法」

◎心のバランスを取り、ストレスに対応

沖縄でぎっくり腰になったときに私が実践したことは、専門的には**「認知行動療法」**の一種です。

認知行動療法とは、認知（物事の受け取り方や考え方）に働きかけて気持ちを楽にする精神療法（心理療法）の一種です。

私たちはストレスを感じると物事を悲観的に考えがちになって、心を〝問題を解決できない状態〟に追い込んでしまいます。認知行動療法では、そうした考え方のバランスを取り、ストレスに上手に対応できる心の状態を作ります。

私の例ではこの療法が肉体に作用しましたが、これは単に体の症状だけのものでは

なく、例えばパニック障害や自律神経失調症、起立性調節障害、うつ病などの精神的疾患でも使われます。私の院では自律神経の状態も確認しながら施術していますので、そのような疾患で来られる患者さんも少なくありません。

◎小さなことからひとつずつ慣れていく

その患者さんの中に、飛行機のパイロットがいらっしゃいました。

彼はパニック障害になり、飛行機に乗ると不整脈が出るようになって、空を飛べなくなっていました。もちろん、パイロットとしての仕事はできなくなりました。それだけならまだしも、電車やバスなどの乗り物そのものも乗れなくなるまで追い詰められていました。

私は彼に、小さいところから慣れさせていくように勧めました。まず、電車をひと駅だけ乗ってみる。山手線なら、東京駅から神田駅まで。神田で一度降りたら、次は秋葉原駅まで、というようにひと駅ずつ慣れさせていきました。

普通の電車に乗れるようになったら次は新幹線です。東京駅から品川駅まで。品川駅から新横浜駅まで。最終的に彼はパイロットに戻ることはできませんでしたが、一般の乗り物に乗る恐怖は克服できました。こうして普通の生活を取り戻せたのです。

◎痛みがある状態でも動かしながら治していく

私やこのパイロットの方の例以外にも、最近では、できることを見つけて馴染ませていくケースが増えています。

例えば椎間板ヘルニアでも、本来は腰を固定するものですが（その方が楽になるため）、逆に動かしても痛くない動きを見つけて治していく方法が増えてきていると聞きます。

私は、安静にするのが悪いと言いたいのではありません。コルセットなどで固定することも最初は必要だと考えています。

ですが、それを常用したり、痛みが完全に消えるまで安静にしたり、行動を制限していると、それがきっかけで筋肉が固まって、さらなる悪化や衰えにつながります。

結果、以前はできていたことができなくなる。不自由が増えた意識が根づくと、より行動しなくなって、さらに衰えていく。体が弱って痛みはますます消えなかったり、最悪の場合はひどくなります。この悪循環が続くと、骨が変形して手の施しようがない状態にまでなってしまいかねません。

ならば、痛みがある状態でもそのときに戻れるところまで戻す意識で治療をした方が、長い目で見たときに患者さんのためになると思うのです。

本章では、単に骨盤ストレッチの方法だけではなく**「目的」**についても合わせてお伝えしましたが、その真意はここにあります。

治療家が単に治療をするだけではなく、患者さん側も自分の体への意識を向け、自力でケアする意識を持って日ごろから心がけること。お互いの協力があってこそ、本当の効果が出ます。そのためには、単にやり方だけでは足りないのです。

次章では、普段の生活から心がけられる方法もお伝えします。本章と併せて実践し、日常から骨盤のゆがみを整えていただきたいと思います。

第5章
習慣ひとつで日常生活から骨盤のゆがみはなくせる！

日常生活でゆがみを予防する6つの体の使い方

骨盤は、私たちが考えているよりずっと簡単にゆがみます。そしてそのきっかけは、日常生活のふとした動作の中に隠れています。

本章では、日常生活からゆがみを予防するための6つの習慣を紹介します。

第4章でお伝えした骨盤ストレッチとともに、今日からあなたの生活習慣にしていただければと思います。

①プラス5センチ大股で歩く

骨盤が前傾している人でも後傾している人でも、たったプラス5センチ大股で歩くようにするだけで、**簡単に骨盤を立てることができます。**

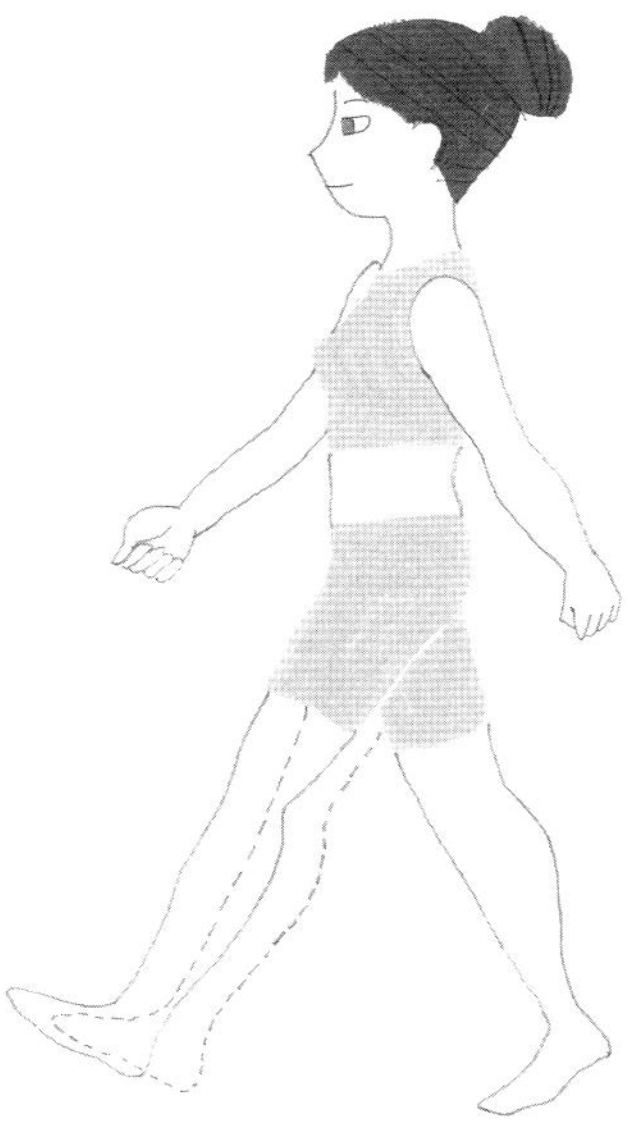

かかとから先に地面につくように歩くと、自然にいつもより５センチ広く歩幅がとれて、骨盤が立って姿勢もよくなる。

とはいっても、厳密に5センチを計りながら歩くのは難しいですよね。

そこでおすすめなのが**「かかとを意識した歩き方」**です。

現代人の多くは、かかとを引きずって（靴の底を擦って）歩いています。かかとを擦る歩き方の人に姿勢のいい人はいません。しかも、見た目からしてだらしなく見えたり、擦過音が周囲を不快な気分にさせることがあります。

逆に、コツコツと音が鳴るようなイメージでかかとから歩くと、自然と5センチ大股になり、骨盤が立つので姿勢が良くなります。周囲の目線も良いものに変化しますよ。

さらに5センチ大股で歩くと、**「ストレッチ効果」**と**「筋トレ効果」**が生まれます。いつもより歩幅を広げるので、**地面に足をつけるたびにハムストリングスのストレッチを行うことになるのです。**

骨盤が前傾している人は、ハムストリングスが使われていないケースが多いのです。よってこの部分の筋力が低下したり、脂肪がつきやすいわけです。

もしもこの歩き方を始めて太ももの後ろが痛くなったら、それはちゃんとした歩き方ができているサインだと思ってください。

また、これを習慣にするために、一日5分でいいので散歩をしてみてください。そのときに大股で歩くことを意識すればいいのです。

散歩には、想像力がアップしたりストレスを減らしたり、睡眠の質を高める効果があることも報告されていますので、骨盤を立てることと＋αのメリットがあります。

②「見えないシッポ」を踏まないよう座る

人間には、実はシッポがあります。もちろん目には見えませんが、肛門の少し上のところにある尾骨がその名残です。実際に人間の赤ちゃんでも、妊娠2ヶ月くらいまではちゃんとシッポがついていると言われています。

この「見えないシッポ」を踏まないように座ることを心がけてください。ポイントは次のふたつ。

・背もたれに頼らずに座る
・肛門が真下に向くように座る

です。

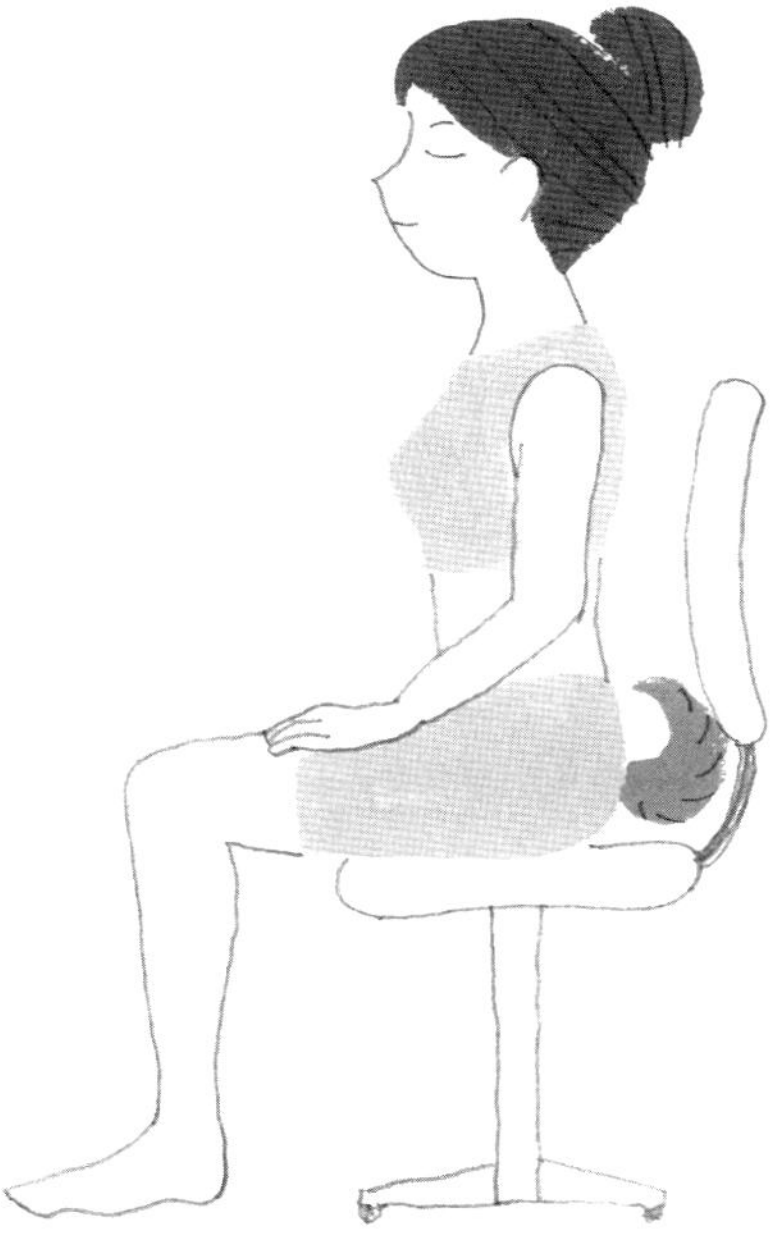

背もたれに頼ろうとすると自然と骨盤が後傾します。背中が丸くなり、後ろに倒れないようバランスを取るために顔が前に突き出ます。こんな姿勢になっている人たちを、電車などでよく見かけます。できるだけ背もたれのないイスか、座っていても背もたれを使わないように意識していただきたいと思います。

さらにイス選びも、座面と膝から下が同じくらいになるものを選び、**肛門がまっすぐ下に向くように座ってください。**すると自然と骨盤が立ち、シッポが後方へ抜けていくようになります。

③ かばんや荷物は引っかけないでぶら下げる

男性の場合、ビジネスバッグを左右どちらかでぶら下げたり、最近はビジネスリュックも増えていますが、女性の場合はハンドバッグや買い物袋などをひじに引っかけて持っていることが多いのではないでしょうか。

ひじに引っかけるように持ちたくなる気持ちはよくわかります。両手が空きますから、いろいろと勝手がいいですよね。

ですが、ひじに引っかける持ち方を続けると上腕二頭筋で引っ張らざるを得なくなるので、自然と筋肉に負担がかかり、やがて固まってしまいます。

今日から荷物の持ち方は男性に学んでみてください。

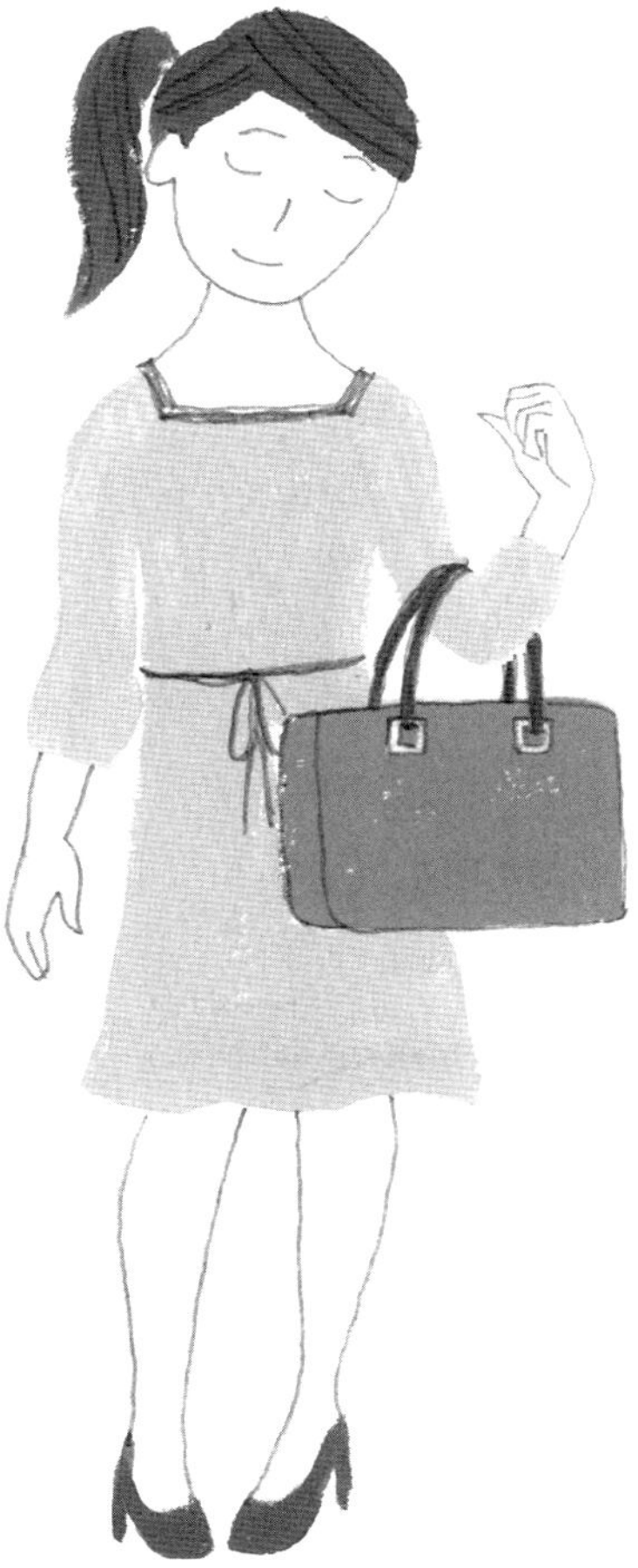

ひじにひっかけるように持つと上腕二頭筋に負担がかかってしまう。

理想は、男性のぶら下げる持ち方です。力を入れず、ぶら下げておくだけでOKです。重くなってきたら左右を入れ替えて負担を解除。両手をフリーにしたいなら、リュックサックでもいいでしょう。

④「ながら抱き」をやめる

少し特殊な話かもしれませんが、持ち方を考えるときに**「ながら抱き」をしないことも重要です。**特に、赤ちゃんや幼児を持つ女性に多いです。

赤ちゃんや幼児を抱えるときに、ついつい骨盤に乗せてしまいます。そうすると楽なので、片手抱っこをするとほとんどの場合でそうなってしまうのです。当然ながら片方に重量がかかるので、骨盤はゆがみます。

ハンドバックや買い物袋と同じように、普通に両手で抱いてあげてください。もしも両手をフリーにしたいなら、抱っこひもやベビースリング、ベビーキャリアなどを使いましょう。万が一の転落も防げますので、赤ちゃん・お母さんの両方とも安全でハッピーです。

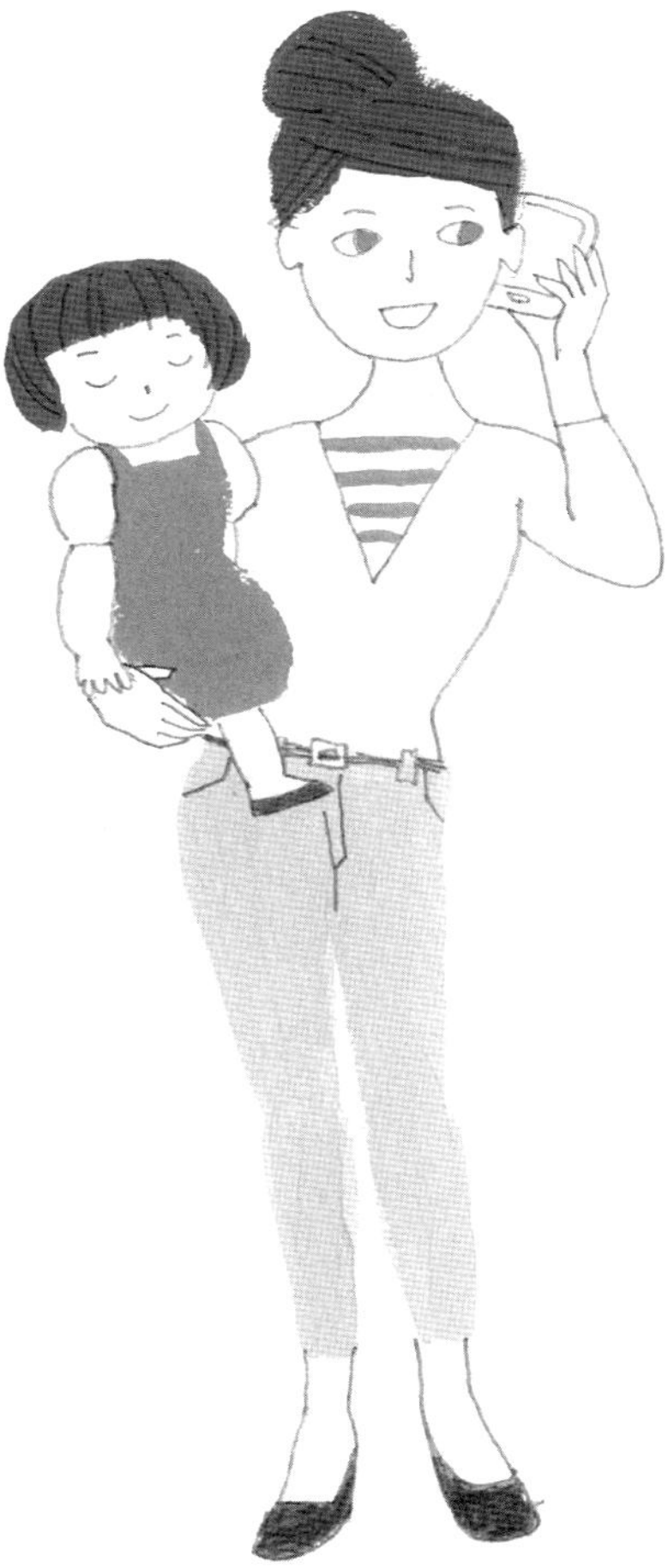

赤ちゃんの「ながら抱き」も骨盤のゆがみの原因となる

⑤物を取るときはゴリラのポーズで

ちょっと足元にある何かを取ってみてください。

おそらく、ほとんどの人が自然と腰や背中を曲げてしまったと思います。この取り方は腰に負担をかけるので気をつけてください。

一番いいのは、股関節から曲げて物を取ることです。重いものを持つときに**「腰で持つ」**と言いますが、それはこの動きのことを指します。

少し脚を開いて、背中をできるだけ真っすぐにしたまま、膝とお尻だけを使って体をスッと上下させてみてください。

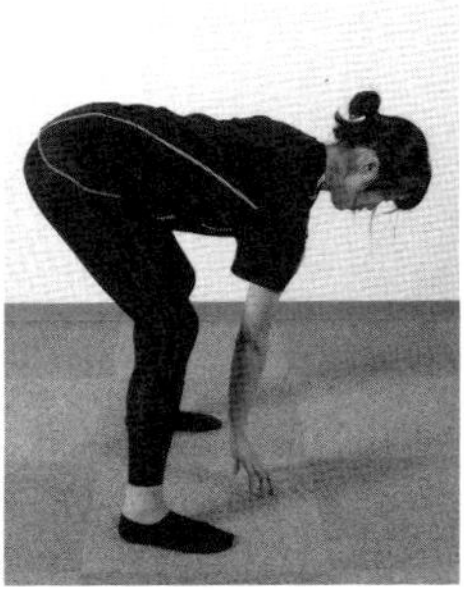

○少し脚を開き、膝とお尻を使って体を上下させる。背中はまっすぐにする。

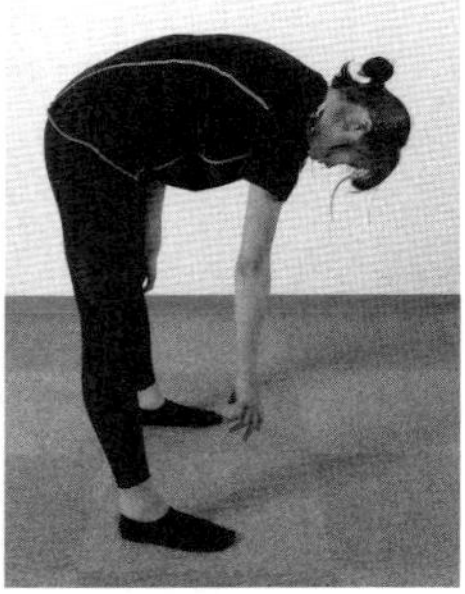

×膝が伸びたままで背中をまげているので、腰に負担がかかる。

鏡の前でぜひやっていただきたいのですが、ゴリラのようなポーズになったと思います。恥ずかしいかもしれませんが、それが正解です。田植えをしている人のように見えるかもしれません。

さらに、立ち上がる（持ち上げる）ときは脚力を使ってください。すると楽に立てるはずです。

⑥無理な姿勢で物を取るのをやめる

ゴリラ（田植え）のポーズは物の取り方の話でしたが、こちらは基本的なものを取るときの考え方の話になります。

ついついやってしまいがちなのが、遠くのものを横着してその場から取ろうとすることです。体をひねって手を伸ばしたり、脚を伸ばして指で取ろうとしたり……すると、思いがけない部分がビキッとなってしまいます。もちろん、腰への負担も大きいです。

面倒かもしれませんが、近くまで行って取ったり、先ほどお伝えしたゴリラのポーズを怠らないよう考え方を「健康」へシフトしてください。大事なタイミングでのぎっくり腰も予防できます。

始めたことを習慣にする5つのポイント

第4章でお伝えした7つの骨盤ストレッチと、本章でお伝えした6つの体の使い方を習慣にするために、ポイントとなる5つをお伝えします。

どれも難しいものではありませんので、併せて押さえておきましょう。

①最低でも一日1回は行う

まず、骨盤ストレッチは最低でも一日1回はやってください。どのストレッチも1回10秒だったり、10回程度のシンプルなものばかりです。しかも、特別な技術は必要ありません。

10秒とはいえじっくり時間をかけて、集中して実践するようにしてください。もしも時間に余裕がある人でしたら、一日に何度やっても構いません。

②朝・昼・夜などの時間を決める

習慣にするためには、ある程度の継続が必要です。継続するために、特に最初は意識してやろうとしないと、ついつい忘れてしまうでしょう。

ですから、「朝・昼・夜」や「就寝前・起床時」など、実践する時間をある程度決めてしまってください。

あなたは歯磨きをしますか？　いつ、歯磨きをしますか？

最初は親に言われてやっていた歯磨きも、今や当たり前の習慣になり、しないと逆に気持ち悪いと思います。それと同じです。

パソコン作業などをしている人は、コーヒーブレイクに合わせてやるといいでしょう。

③転倒しないように注意する

骨盤ストレッチや体の使い方は、どれも激しい運動ではありませんので、妊娠中の女性や、高齢者でも続けられるでしょう。ただ、慣れないうちはくれぐれも転倒しないよう、気をつけていただきたいです。

特に、高齢者は足腰が弱くなってしまっている可能性がありますので、最初は無理をせずにやってください。健康になるための運動でケガをしては元も子もありません。

④体そのものから変化を体感する

ストレッチをしたり体の使い方を変えると、何かしらの変化が起きます。**その変化を、**

感覚を研ぎ澄まして体感していただきたいのです。

ストレッチをすれば、普段使われていない縮んだ筋肉が伸びます。最初は動かしにくかったり、人によっては軽い痛みが出るかもしれません。しかし総じて、「動かすと気持ちがいい」と感じるはずです。

大股歩きでも、筋トレになるので最初は効くと思います。それはちゃんと動いて、効果が出ているサインなのです。

そうやって骨盤を立てていくと、鏡に映ったあなたに明らかな変化が現れるでしょう。背が高くなった、お腹が凹んだ、お尻が凹んだ、スタイルが良くなった……などの目に見える変化や、腰痛や肩こりなどが消えた、脚が軽くなった、体が柔らかくなった……などの内側からの声にも、耳を傾けてみてください。

⑤楽しみながらゆがみをなくす意識を持つ

効果を実感できたら、次は継続しながら良い状態をキープすることです。それは健康な人生につながる道です。

間違ってもイヤイヤやったり、疲れる・つらいと思いながらやらないでください。効果が出ないのは正しいやり方をしていないだけなので、本書を読み返せばＯＫです。そしてもう一度、試せばいいのです。

義務感ややらされ感でやっていると、それはストレスになります。実は、ストレスも体をゆがませる原因なのです（後述します）。

ですから、骨盤ストレッチも体の使い方も楽しみながらやる。楽しみながら、ゆがみをなくす意識を持ってください。

施術ではなく「治療すること」が私の仕事

ここまでお伝えしてきた内容を一言でまとめるなら「体を治す」ということになりま

す。

本書では、体の専門家として間違った下着と正しい下着、腰痛の原因、骨盤ストレッチの目的と戦略とやり方、体の使い方の注意点をお伝えしてきました。しかし結局は、**あなたの体の不調を治したいのが私の目的です。**

なぜ、私がそのように考えるのか？

それは自分が施術者ではなく、あくまでも「治療家」だと考えているからです。

私は整骨院・整体院を運営しています。整体の仕事は、技術を患者さんに施すことではありません。治療することです。これは自分自身で心得ているだけでなく、私が教える受講生にも強く伝えています。

当たり前の話ですが、患者さんたちは体のどこかに不調を訴え、それを何とかしてほしくて院を訪れます。「期待していること＝不調を治して、この痛みを何とかしてほしい」です。

だったら私たちの役割は、単に患部を押したり揉んだり電気を当てたり……という技術的なことを〝施術する〟のではなく、結果的に「治療＝治ったという状態」を患者さんに提供することになります。

まず必要なのが、この〝意識〟なのです。

そして本来、**治すためには「施術技術」に加えて「戦略」が必要になります。「施術技術」と「戦略」。このふたつが成り立たないと、人の体は治りません。**

単に術を施すだけで終わらず、術後のケアをどうするのか、どういう手順で治していくのか、だから患者さんにどんな協力をお願いするのか……といった導きも必要になるのです。

想像してみてください。あなたが風邪をひいたとします。患者として病院に行きます。診察してもらって薬を処方してもらいます。家へ帰って薬を飲み、休みます。

さてそのとき、どんな格好で寝ますか？

まさか、布団もかけずに裸で寝たりはしませんよね。栄養のあるものを食べ、お風呂で温まって、すぐにしっかり寝巻きを着て布団に入ると思います。そして、朝までぐっすり休もうとするはずです。

風邪を治すとき、施術技術のひとつが薬です。そして戦略は、しっかり温まってぐっすり休むことです。こう考えると、このふたつの協力がいかに自然で重要なものか、おわかりいただけると思います。

なぜ、ストレスケアが重要なのか？

「習慣にするためのポイント」の5つ目で、ストレスが体をゆがませる原因になると少し触れました。

多くの人が知らないことなのですが、ストレスは精神的なものだけではありません。

実はストレスは、**4つに分類することができます。「精神的」「化学的」「温度・湿度」「構造的」です。**

精神的ストレスは、聞きなじみがあると思いますし、思い浮かべやすいと思います。人間関係や仕事のいざこざ、近所づきあいなど、私たちの身の回りにあふれています。ですが、それだけではありません。例えば、昆虫や害虫も精神的ストレスに影響を与えます。

もしも部屋にゴキブリがいたら、すぐに追い出すか潰してしまいたくなりますよね。虫嫌いな人なら、害虫でなくても夏に窓を開けていて部屋にハチやセミが入ってきただけでも嫌になるはず。犬嫌いな人が犬に吠えられたりしたら、嫌なはずです。

他にも、地震が起きたあとにも精神的ストレスを受けます。「また余震が起きるのではないか」と恐怖を覚えたり、「このままここで生活していていいのか」と不安になったりしますよね。

東日本大震災の翌日、患者さんを診させていただいたことがあります。全員、背中の筋肉が今まで感じたことのないくらいにガチッと固まっていたのです。

このように「嫌だな」とか「不安」「恐怖」に思うことは精神的ストレスになります。

化学的ストレスとは、体に悪影響を及ぼす化学的物質が体内に入ってきたときに受けるストレスです。タバコを吸えば有害物質を体内に入れることになりますし、排気ガスなどの大気汚染も同様です。

他にも、栄養不足・栄養過多な状態、薬を飲んだり、食品添加物の多い食べ物を食べ続けたり、酸性雨に当たったり……これらに晒され続けると、科学的ストレスは蓄積していきます。

温度・湿度のストレスは、読んで字のごとく「暑い」「寒い」「乾燥している」「ジトジトする」などです。どれも度を超すと不快に感じると思います。

もちろん、それを調節するためにエアコンを活用する方法もあります。しかし、冷えた室内から真夏の野外に出たとき、うだるような暑さが一気に体を包むと「うわっ！」となりますよね。これも温度・湿度のストレスになるのです。

最後は、**構造的なストレス**です。

構造的ストレスとは、無理な姿勢をとり続けたり、体のゆがみなどから来るストレスです。例えば、飛行機のエコノミー席に何時間も乗っていると、しんどくなりますよね。

無理な姿勢が続くとストレスが蓄積して、症状として現れているのです。

ただ脊椎や骨盤にゆがみがあったとしても、これをストレスだと思うような人はいないと思います。だから多少姿勢が悪くても、骨盤がゆがんでいると指摘されても、症状がなければ治そうとも思わないでしょう。

しかしそのようなご自身では感じていないようなストレスも、時間が経ち、蓄積して来ると、腰痛や肩こりなど症状となって現れます。体のゆがみや捻じれのような小さなストレスの積み重ねが、知らないうちに大きく膨らんで、大変なことになることがあるのです。

ストレスと言うと、どうしても精神的ストレスばかり目が行きがちです。しかし**本来、私たちがひとまとめに「ストレス」と呼んでいるものは、この「精神的ストレス」「化学的ストレス」「温度・湿度のストレス」「構造的ストレス」の総和なのです。**

つまりストレス管理とは、「この４つの中でその人にどんなストレスがかかっているのか」を分析し、解放することになります。

極端な言い方をすれば、私たちはこの現代を〝生きているだけで〟ストレスを受けています。だからこそ小まめなストレスケアが大事ですし、正しいケアの仕方を知る必要があるのです。

体を治すときに意識すべき3本の柱

私は、治療家として患者さんの体を治すとき、まずその患者さんにどんなストレスがかかっているのかを知ろうとします。それを見つけ、術と戦略で解除していくことが、治療家がすべきことだからです。

その際に「3本の柱」を意識しています。

まず、**「症状からの分析」**です。

その患者さんにどんな症状が出ていて、どうするとどんな痛みが出るのか。その痛みはどんな種類のものなのか。そして、痛みが出たときの姿勢はどんなものか。さらにそのときの体の動きも詳しく分析します。

次に、**「自律神経の分析」**です。

姿勢だけではなく自律神経も診て治していくのが私のスタイルです。細かくは書けないのですが、自律神経を分析するための検査機があるのでそれを使って分析します。ただ、そこまでしなくても背中に触れれば、ある程度はわかったりします。

そして**「施術」**です。なぜ、患者さんが治らないのかを考えます。

患者さんが治らない理由は実にシンプルです。「治し方を教えてもらっていないから」です。先程の風邪の例で言えば、「食後にこの3種類を飲んで、なるべく早く休んでください」という医師からの説明がなかった状態と考えてください。

治し方を教えてもらっていないと、患者さんはどうすればいいのかわかりません。だからネットなどで知識を仕入れて、口コミや評判に影響されてやってしまうのです。

繰り返しお伝えしているように、技術だけでは治りません。戦略が必要です。

骨盤がゆがんで腰痛になっているならきちんと説明し、施術して骨盤を立ててあげる。筋肉が固まってしまっているなら、細かいところまで揉みほぐしてあげる。そしてゆがみを矯正していく。でも、ここで終わってはいけません。

なぜなら、患者さんは治療を受けたとき以外の圧倒的な時間を日常生活で過ごすからです。日常生活が変わっていないと、結局は悪い習慣でまた元に戻ってしまいます。

本書では、骨盤ストレッチという具体的な技術に加えて、それを日常で習慣化するポイントや、気をつけるべき体の使い方をお伝えしました。物理的に体に触れることはできませんが、戦略も技術もご紹介しています。

実は、**私ができるのはここまでです。**ここから先は、患者さん――つまり、読者であるあなた自身が実践しないといけません。そして骨盤のゆがみを整えたら、できるだけゆがませないようセルフケアを心がけていただかないといけません。

「私にそんなことができるのかな……」

そう思う気持ちはよくわかります。そこで最後に、健康的な日常と元気な老後を迎えるために、私からひとつのご提案があります。

腰痛は「整体ショーツ」でなくせる！

本書の冒頭で、ほとんどの骨盤矯正ショーツが間違っている、という話をしました。同時に、骨盤矯正ショーツそのものが悪いわけではない、ということもお伝えしました。間違った骨盤矯正ショーツは、本来の骨盤を締めるべき方向とは逆にお尻を広げたり持ち上げたりして、それを「ヒップアップ」と称しています。

この間違った普及により、**骨盤が前傾している女性が増えるばかりか、それまで腰痛などの不調がなかった人も不調になる事態を引き起こしてしまっています。**

私は治療家として、患者さんを治すことを信条としています。ですが、いくら正しく骨盤を立てる施術をしても、日常の生活で患者さんたちが間違ったことをしていては、一向に治りません。風邪薬をもらいながら裸で寝ているようなものです。

そんな患者さんたちを見ていて、この女性たちを守らないといけない――やがて私は、そう考えるようになりました。

そして、**履くだけで正しく骨盤を締めてくれる「整体ショーツ」を開発しました。**

ショーツにした理由は、それが最も習慣化しやすいものだからです。人を選ばず、誰でも同じように効果を出すことができるからです。

そのために、患者さんたちに何度もヒアリングをしました。

例えば、まくらという手もありました。ですが、まくらは寝ている6～8時間くらいしか使用できません。

コルセットという手段もありました。しかしコルセットだと、つける手間があります。忘れるときもあれば、正確につけられないこともあるでしょう。つけ続けることでストレスも出てきます。他にもストッキングや靴下、スパッツなども考えましたが、季節柄やファッション性を考えると、必ず着用してもらえるとは限りませんでした。

そして考えに考え抜いた結果、「ショーツ」という結論に至ったのです。

私の整体ショーツには7つのメリットがあります。

1. 正しく骨盤ケアができる
2. 一日中、快適に履ける
3. そけい部を圧迫しない
4. 伸縮性があり、蒸れにくい
5. 機能的なレース使いである
6. パンツスーツ・スタイルに自信が持てる
7. 履くだけでいい

私は骨盤矯正のプロですが、このショーツをあなたに強制するつもりはありません。強くおすすめするだけです。

実際に使用した人の約94パーセントから満足をいただいていますし、30～50代のあらゆる層の女性からの喜びの声もいただいています。Ｙａｈｏｏニュースや『女性自身』などのメディアにも取り上げていただいています。

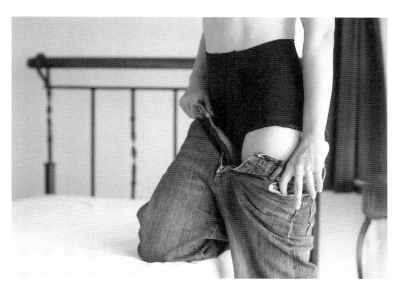

著者が開発した整体ショーツ

そして**私自身、この整体ショーツには絶対の自信があります。**と言うのも、私の妻（4人の子を持つ母親）もこれを履いて、腰痛を感じなくなったからです。

大学時代にチアリーディングをしていた彼女は本当にタフで、腰痛とは無縁の人生を歩んできました。しかし4人目の子どもを出産してからというもの、毎年ぎっくり腰に悩まされるようになったのです。

私自身、仕事で忙しかったのもあって最初は放っておいたのですが、あまりにも繰り返し発症してつらそうだったので、骨盤を診てみました。すると妻の骨盤は前傾してゆがみ、椎間板に負担がかかっている状態でした。

体の専門家でありながら、一番身近で大切な人を診てあげることができなかったのです。大変申し訳ない思いになりました。

そんな妻のために作ったのが「整体ショーツ」です。

私も含め、これを読んでおられる人たちには、まだまだこの先の長い人生が待っています。

それを健康に生きるのか、体の不調を抱えながら生きるのか。誰にも等しく訪れる「老い」とどう向き合っていくのか。真剣に向き合い、考え、行動するときが来ているのではないでしょうか。

ここまで読んでいただいたのだから、もうわかるはず。私からのご提案はたったひとつです。

どうぞ正しい下着選びで、腰痛から解放されてください。

おわりに

私は施術職人です。だからこそ自分が患者様に提供する技術にこだわってきました。

私が代表理事を務める一般社団法人日本施術マイスター養成協会。このマイスターという言葉の意味は、「職人・達人」とか「師匠」というものです。そのくらいその場で結果を出す施術を追求しています。

しかしそこまで施術にこだわりのある私が、なぜ整体ショーツを開発していると思いますか？　**それは自分の腕だけでは治せないことを理解しているからです。**これまでは腕を磨くことでどんな疾患でも治せると思ってきました。だからこそ1冊1万円以上もする参考書を百冊以上も購入し、技術セミナーなどにも参加してきたわけです。おかげで私は「痛みをその場で取れる治療家」になりました。

ただ施術後1週間してご来院したときにお話を伺うと、「まだ腰が痛い」という方がいらっしゃるわけです。「先生の腕が悪いのでは？」。そう思われる方もいらっしゃるのではないでしょうか？　しかしあなた自身こういう経験はないですか？　施術を受けたあとはかなりスッキリしたけど、数日でまた元に戻ってしまった……。

ではなぜ、せっかく改善した症状がすぐ元に戻ってしまうのでしょうか？　その理由は、患者様が治るためには、日々の習慣を改善することが不可欠だからです。仕事内容、職場環境、家庭環境、持ち物、癖、身につけているもの、食生活、心理的な要因など、**取り巻く環境が本当に大切なのです。**よってその環境面の原因を取り除くことが必要になってきます。例えば風邪を引いたとき、出勤すると体を休めることができないので、家で薬を飲み、栄養をとって寝ていると思います。またその風邪をこじらせて肺炎になった場合、病院に入院して管理することもあるかと思います。これは治すために環境を変えているわけです。

これが腰痛や肩こりなど慢性化したものの場合、電気やマッサージ、鍼、整体などでその場で症状が楽になることがあるでしょう。しかしまたすぐ元に戻ってしまうのは、日々の負担が蓄積しているからです。言い換えると、負担が蓄積する環境下で生活しているからです。これを行なっているうちは、治りません。1週間に1回整体などに通われている方の場合、1週間、つまり24時間×7日＝168時間の中で、施術の時間はせいぜい30分〜1時間でしょう。167時間は、皆さんに委ねているわけです。その時間内で、患者様に何が起きているのかわかりません。もし整体に行ったあと、症状が楽になっている状態を持続できているのなら、かなりの改善が見込めると思うのです。しかしその日は良かったが、また痛み出した、という場合は、環境から作って行く必要があるのです。

治せる先生は、そのあたりを理解しています。治るには、私たちが患者様に、今の状態だけでなく「どうすれば治るのか」を伝え、その治るための戦略と環境を提供できるかどうかが大切なのです。

「どうすれば治るのか」を知るだけで、多くの方が救われるわけです。

そしてその治す手段は多数あります。患者様によって向き不向きもあるでしょう。運動嫌いな方に筋トレを行わせるのもどうかと思いますし、身体が硬いからと言ってストレッチをやらせると、あまりにも痛くてすぐ断念してしまうのではないかと思うのです。

どんな方も、できるだけ簡単に治したいわけです。そうすると大抵登場するのがグッズです。腰痛改善のためのグッズとして、コルセットが存在します。骨盤ケアグッズとして骨盤バンドなどが売られています。付け方さえ合っていれば、これらのグッズはかなりの効果を発揮します。しかし両方とも着脱の煩わしさがあります。いつも履いているズボンが履けない、付けたままデスクワークすると苦しいなど、問題も生じます。よって付けたり外したりを繰り返し、しまいには治っていないのに「付けない」という選択をしてしまうのです。

こういう状況を見たときに、コテコテの施術職人である私が、本腰を入れて治るためにもっと手軽で効果的な商品を考えていたときに、浮かんだのが

「履くだけでケアができる」というものでした。履き続ければだんだん体型が変わってくる、腰の負担が軽減してくる、そのような商品を作ろうと考えたのです。

4人の子どもを出産した妻がたまたま偶然に、ギックリ腰を起こすようになったことも「何かやらなきゃ」という気持ちにさせられました。元々腰痛とは無縁だった妻ですが、4人も子どもを産むと骨盤も体型も変わってきます。育児と家事に、そして仕事に忙しかった妻は、ケアをしてこなかったわけです。整体に通っていい状態を維持できない方もそうですが、妻のように**なかなか時間が取れない方にも使ってもらえるように開発したのが「整体ショーツ」**です。

本書において、下着によって腰痛が変わることも理解できたと思います。

また骨盤ケアの仕方もわかったと思います。ただ**大切なのは、「治る力と環境」があるのかということです。「整体ショーツ」はこの「治る力と環境」も提供しています。**

最終的にこの本があなたに自信と勇気を与え、素敵な人生を歩んでいければ幸いです。

最後に本書並びに「整体ショーツ」は、弊社の「ママさんスタッフ」の協力によって作られたものです。一度は出産により仕事を離れた彼女たちが、自分と同じような境遇の方のために、この「整体ショーツ」作りに尽力してくれました。同性同士とはいえ、出産で体型も変わっている状態で他人に下着姿を見せるのは恥ずかしいことです。その恥じらいをはねのけ、協力してくれたからこそ、この商品が生まれたのです。この「整体ショーツ」は「私の卓越した施術理論を元に、働くママたちが作った、女性を笑顔にできる商品」です。この企画・製作に携わってくれたメンバーに感謝致します。

２０１８年９月

小林 篤史

※「整体ショーツ」は現在、女性用のみ販売しております。男性用は来年早々に開発予定です。男性の方、ぜひ首を長くしてお待ちくださいね。

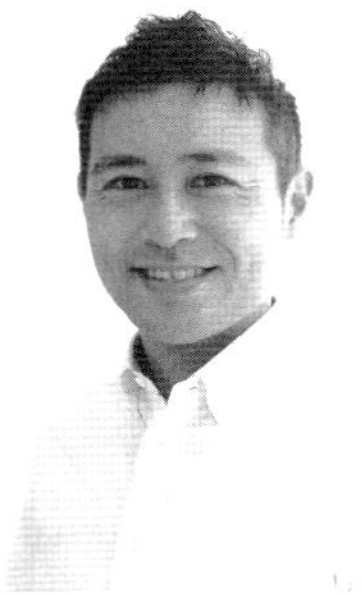

小林 篤史（こばやし あつし）

1975年、神奈川県横浜市出身。猫背矯正マイスター®。柔道整復師、鍼灸師、あん摩マッサージ指圧師、V-Style 院長。高校時代にプロ野球選手を目指すも、腰痛などたび重なるケガや体調不良により挫折。その悔しさから日本大学文理学部体育学科に入学し、トレーニング理論、機能解剖学などを研究。

2006年に宮前まちの整骨院開院。13年、V-Style 開院。ねこ背を治す秘訣は「骨盤を立てること」であり、そのためには骨盤・股関節周りの筋肉の柔軟性が不可欠と提唱。独自に考案した施術が「持続する猫背矯正」として高い評価を得ている。現在、施術を行うかたわら、一般社団法人日本施術マイスター養成協会代表理事として、ねこ背矯正の普及に尽力している。

著書に『ねこ背は10秒で治せる！』（マキノ出版）『脊柱管狭窄症 自力で治す！ 痛みをとる！』（英和 MOOK）などがある。

事業紹介

株式会社ボディスプラウト

「新たな価値ある健康サービス・商品を創出し、提供し続ける！」という使命の元、整骨院・整体院の運営及びコンサルティング事業、健康グッズ開発・販売事業（のびのび健康生活）、整体院フライチャイズ事業などを展開。
のびのび健康生活では「体と心をスーッと伸ばす」をコンセプトに、全て姿勢の専門家推奨商品のみを扱う。履くだけ整体®シリーズ『整体ショーツ』は、履くだけで骨盤ケアができるもの。出産を経験した方や、腰痛で悩む女性から好評を得ている。

整体ショーツ公式サイト
https://seitai-shorts.com

猫背矯正マイスターのいる治療院『V-Style』
http://www.v-style.me

一般社団法人日本施術マイスター養成協会
https://jmtta.org

参考図書

『8STEPS to a PAIN-FREE BACK』（Esther Gokhale 著、Pendo Press）
『クラニオセイクラル・バイオダイナミクス』（Franklyn Sills 著、森川ひろみ訳、エンタプライズ出版部）
『骨盤力』（Eric N Franklin 著、ディスマーゆかり訳、スキージャーナル株式会社）
『図解姿勢検査法』（新関真人著、医道の日本社）
『うつは体から治せる！』（鈴木直人著、BAB ジャパン）

『ねこ背は 10 秒で治せる！』（小林篤史著、マキノ出版）
『脊柱管狭窄症 自力で治す！痛みをとる！』（小林篤史、森川廣著、英和出版社）

神奈川県	ビオラ整体院	安藤 敦子	神奈川県川崎市多摩区登戸1998-1 朝日フィットネスクラブ ビッグ・エス向ケ	044-934-0102
	よこやま整骨院・鍼灸院	横山 将一	神奈川県川崎市高津区上作延 146-19 関本屋ビル1B	044-863-7431
	宮前まちの整骨院	由井 貴大	神奈川県川崎市宮前区宮前平 3-12-3 B125	044-861-6220
		岩切 勇気		
		倉持 宏哉		
		長澤 広輝		
		加藤 梨奈		
		小板橋 慶太		
	すこやか整骨院	井草 義継	神奈川県川崎市幸区古市場 2－105	044-522-3633
	池田接骨院	池田 豊治	神奈川県鎌倉市台3-12-11 富士見ビル1F	0467-43-1935
	ラクーナ整骨院	舛田 光範	神奈川県横浜市中区伊勢佐木町 6-143-11-101	045-315-7900
	漢整骨院	加賀谷 漢	神奈川県藤沢市湘南台2-35-1 第二小泉ハイム101	0466-47-7228
新潟県	伊東整骨院	伊東 肇	新潟県上越市頸城区百間町 689-9	025-530-2217
石川県	ボディケアサロンすみれ	重吉 俊宏	石川県小松市小寺町戊54-25	0761-27-1524
岐阜県	早野接骨院	早野 恵貴	岐阜県岐阜市加納新本町1-1	058-271-5105
静岡県	トータルケア藤枝	今成 和広	静岡県藤枝市大洲4丁目14-34	054-637-1111
愛知県	あおい接骨院	鈴木 健二	愛知県碧南市音羽町4-27	0566-48-3009
	キュア鍼灸接骨院	水野 敦仁	愛知県尾張旭市印場元町 2-5-6 印場ステーションビル1階南	0561-55-5257
	とりい接骨院	鳥居 雅人	愛知県名古屋市中川区荒中町 157荒中マンション1階	052-304-8787
滋賀県	こだま鍼灸整骨院	小玉 大輔	滋賀県長浜市内保町780-6	0749-50-2355
	北村紀男 出張整体	北村 紀男	滋賀県愛知郡愛荘町中宿200-1 ハイツエクセル3番館 406号	090-4612-2361
京都府	さんさん鍼灸整骨院	山川 康次	京都府木津川市城山台7-2-1	0774-72-3360
大阪府	みつわ鍼灸接骨院	今井 綱志	大阪府大阪市東淀川区淡路 4-6-48 グレース淡路 1階	06-6326-5773
	ゆうの整骨院	植田 優作	大阪府松原市天美東1-7-8	072-349-8634
	せき整骨院	関 匡博	大阪府大阪市中央区谷町4丁目11-1	06-6942-8336
		空 秀樹		
兵庫県	藤原整骨院	藤原 吉光	兵庫県多可郡多可町加美区豊部93	0795-35-0666
	みらく鍼灸整骨院 伊丹・桜台院	大山 恭史	兵庫県伊丹市中野北3-4-21 中野ビル1F	072-772-1455
		河原 浩平		
		大山 拓也		
		安藤 千夏		
	美矯正リボーン	高橋 サダオ	兵庫県尼崎市東園田町 6-121-7-101	090-3625-0003
広島県	ボディバランス整骨院	後藤 顕宏	広島県東広島市西条本町1-15 エイトバレー30 1F	082-424-4738
徳島県	體(からだ)スタイル	宮崎 恵三	徳島県徳島市安宅3丁目3番15号 オフィス吉野川1階	0120-563-510
高知県	もりさわ治療院	森澤 靖夫	高知県土佐市 中島174番地	088-854-8988
福岡県	三幸整骨院	丸野 孝興	福岡県福岡市早良区干隈 6丁目26-9 オネスト野芥1階	092-863-0695
	KAT'sカイロプラクティック	立澤 勝之	福岡県福岡市南区大橋 1-25-16 ドリーム大橋2F	092-553-6479
佐賀県	ごう整骨院伊万里院	片岡 剛	佐賀県伊万里市新天町560-2	0955-25-9535
熊本県	やまが中央整骨院	野村 翔太	熊本県 山鹿市山鹿494-7 AFビル 1F	0968-43-2866
		本多 一貴		
	はざま整骨院	村上 聡	熊本県玉名市両迫間６３５－１	0968-57-7565
鹿児島県	ふかみず整骨院	深水 勝則	鹿児島県鹿児島市春山町1914-3	099-278-2322

一般社団法人日本施術マイスター養成協会推奨の骨盤矯正施術院

2018/9/1現在

都道府県	院名	資格取得者氏名	地域	電話番号
北海道	てあて堂治療院	三階　剛実	北海道札幌市豊平区平岸3条 13丁目5－15 第2三雄ビル201	011-799-0733
	まこと整骨院	渡部　誠	北海道札幌市東区北 45条東15丁目3-22 リアルN45 1F	011-792-5536
	とおやま整骨院	遠山　拓也	北海道札幌市西区発寒7条5丁目9-7	011-667-3255
	えばた整骨院	江端　圭三	北海道苫前郡羽幌町北大通1-31-2	0164-68-7506
岩手県	うみねこ鍼灸接骨院	小豆嶋　敬 畠山　健	岩手県宮古市栄町1-40-1	0193-64-5855
茨城県	接骨院いなば	稲葉　修一	茨城県下妻市下妻丁238-1 櫻井ビル1階	0296-43-3369
栃木県	おちあい整骨院	落合　義人	栃木県栃木市片柳町2-3-46	0282-51-9000
	ハピネス鍼灸整体院	小野寺　孝靖	栃木県足利市鹿島町472-1	070-5577-1171
群馬県	あらい整骨院	新井　智則	群馬県高崎市吉井町長根1406-7	027-386-6002
	ひじり整骨院	山浦　聖人	群馬県太田市岩瀬川町277	0276-55-4234
埼玉県	元郷名倉堂	森永　悠介	埼玉県川口市元郷1-23-2	048-226-6688
	菜のはな整骨院	上野　拓也	埼玉県所沢市緑町3－12－14	04-2935-4640
	蓮田東6丁目整骨院	大瀧　明利	埼玉県蓮田市東6丁目2-3 佐々木ビル103号	048-768-3200
	ゆかし整骨院	森谷　博	埼玉県南埼玉郡宮代町中央3-9-1	0480-31-1777
	戸田スポーツ接骨院	冨永　裕樹 雨宮　弥壱 藤井　琢也	埼玉県戸田市新曽904 ハイム細井1F	048-452-4958
	フェニックス整骨院	関谷　裕介	埼玉県狭山市鵜ノ木11-21	04-2937-6468
千葉県	五香あおぞら鍼灸整骨院	浅田　貴士	千葉県松戸市五香2-1-3 クロスロードビル1階	047-713-3279
	らくらく堂馬込沢鍼灸院・整体院	山﨑　晃	千葉県 鎌ケ谷市馬込沢3-35	047-429-5575
	光ヶ丘ファミリー整骨院	大野　博	千葉県柏市光ヶ丘団地4-200 グリーンタウン光ヶ丘団地1-8	04-7176-9286
	まごころ整骨院	前野　寛海	千葉県柏市南柏1-6-12 穂高第20プラザーズビル1F	04-7157-4392
	たすく鍼灸整骨院	佐々木　大輔	千葉県船橋市本町4-30-11	047-411-8729
	稲毛海岸アクティブ整骨院	佐藤　大介	千葉県千葉市美浜区高洲 3丁目11-3 第2並木ビル	043-445-8606
東京都	グロさんの接骨院	石黒　達也	東京都台東区竜泉1-33-8	03-5808-0611
	たいよう整骨院	平山　太陽	東京都北区中里1-7-6 ホワイトハイツ駒込1F	03-5832-9443
	立身堂整骨院	四方田　春義	東京都大田区大森西2-4-1	03-6459-6720
	代々木八幡整骨院	清水　誠一	東京都渋谷区富ヶ谷1-2-13 高松DCビル1階	03-3465-3511
	くまのまえ整骨院	大橋　優也	東京都荒川区東尾久5-7-10 トーア東尾久101	03-3810-0443
	姿勢治療院te to te	山嵜　智明	東京都港区六本木7-18-11 DMビル 5F A室	03-6884-5405
	青砥駅前クリオ接骨院・鍼灸院	鈴木　宏昌	東京都葛飾区青戸3-39-10-102	03-3602-2777
	すずき接骨院	鈴木　則勝	東京都国分寺市日吉町4-6-10	042-323-5276
	GAIA鍼灸整骨院	今井　健	東京都江戸川区西小岩4-2-4	03-6458-0623
	おかじま接骨院	岡島　剛	東京都世田谷区奥沢7-10-3	03-6883-8991
	元気訪問姿勢矯正院	川﨑　玄輝	東京都東村山市周辺	090-8768-1036
	武蔵鍼灸整骨院	鈴木　一真	東京都小平市花小金井1-38-6	042-466-4666

腰痛はショーツで解消できる！

骨盤を立てれば、痛みの原因がスーッとなくなる

2018年10月8日　初版第1刷

著者　小林篤史

発行人　松﨑義行
発行　みらいパブリッシング
東京都杉並区高円寺南4-26-5 YSビル3F 〒166-0003
TEL03-5913-8611　FAX03-5913-8011
http://miraipub.jp　E-mail : info@miraipub.jp
発売　星雲社
東京都文京区水道1-3-30 〒112-0005
TEL03-3868-3275　FAX03-3868-6588
印刷・製本　株式会社上野印刷所

ISBN978-4-434-25227-3 C0077

企画協力　Jディスカヴァー
編集　道倉重寿
編集協力　廣田祥吾
装幀　堀川さゆり